Gabriele Vietze

Schulkinder im Stress

Wie Sie Ihr Kind stärken können

Edition Forsbach

Hinweis
Die Informationen und Ratschläge in diesem Buch bieten keinen Ersatz für eine möglicherweise erforderliche medizinische oder psychotherapeutische Behandlung. Alle Angaben in diesem Buch erfolgen daher ohne jegliche Garantie oder Gewährleistung seitens der Autorin und des Verlages. Eine Haftung der Autorin bzw. des Verlages ist ausgeschlossen.

Bibliografische Information der Deutschen Nationalbibliothek
Die Deutsche Nationalbibliothek verzeichnet diese Publikation in der Deutschen Nationalbibliografie; detaillierte bibliografische Daten sind im Internet über http://dnb.d-nb.de abrufbar.

Edition Forsbach
Bücher mit Herz

www.edition-forsbach.de

Coverbild: © contrastwerkstatt – Adobe Stock
Autorenfoto: © Andrea Ludwig Design, Erfurt

Printed in Germany
ISBN 978-3-95904-248-2 (Print)
ISBN 978-3-95904-249-9 (E-Book)

Ich widme dieses Buch allen Schulkindern
im Alter von 6 bis 12 Jahren
ganz besonders
Tim
Theo
und Saphira

Kinder sind mehr als Schüler.
Sie müssen experimentieren
und daraus ihre eigenen Schlüsse ziehen.

(Jesper Juul, dänischer Familientherapeut, 1948-2019)

Inhalt

Teil II: Schulkinder im Stress

Teil III: Stress vorbeugen

Anhang

Vorwort

Liebe Leserin, lieber Leser,

die Entscheidung, dieses Buch zu schreiben, basiert auf meiner jahrelangen Erfahrung aus der Praxis in der Arbeit mit Kindern als Lehrerin und Psychologin, als Entspannungstrainerin für Kinder und Jugendliche und Trainerin im Marburger Konzentrationstraining.

Des Weiteren hat mich der umfassende Bericht der Stiftung Kindergesundheit im „Kindergesundheitsbericht 2022“ in meiner Entscheidung bestärkt. In diesem Bericht werden unter anderem Aussagen zur psychischen Gesundheit von Kindern und Jugendlichen getroffen, die im Zusammenhang mit der Covid 19-Pandemie stehen.

Psychische Auffälligkeiten haben im Vergleich zur Zeit vor der Pandemie deutlich zugenommen. Ängstlichkeit und depressive Verstimmungen zeigen einen Anstieg.

Die hohe Verfügbarkeit an Fastfood ist mit ein Grund, weshalb immer mehr Kinder an Übergewicht leiden. Ein weiterer ist die abnehmende Bewegungsaktivität der Kinder. Im Vergleich dazu hat der Medienkonsum zugenommen.

Leistungs- und Termindruck nehmen Kinder bereits in der Grundschule wahr. Sie fühlen sich oft überfordert und leiden psychisch und physisch. Sie drücken das in ihrem Verhalten aus, mit Trotz,

Aggressivität, Wutanfällen, aber auch mit Ängstlichkeit, Traurigkeit, Lustlosigkeit und Protest. Sie wissen wenig bis nichts über Stressverursachung und Stressbewältigung.

Zwei Beispiele aus der Praxis

Beispiel 1: Emma, 8 Jahre

Sie kam nach einem Entspannungstraining zu mir und fragte mich, ob es auch Entspannung für Erwachsene gibt. Ich bejahte ihre Frage und wollte wissen, weshalb sie das fragt.

Naja, meinte sie, meine Mutter und mein Vater schimpfen oft so laut, wenn ich Aufgaben nicht gleich erledige. Dann erschrecke ich und weiß gar nicht, warum sie schimpfen. Mir kommen die Tränen, die ich nicht zurückhalten kann.

Ich will meine Aufgaben doch erledigen, aber manchmal bin ich einfach müde oder möchte erst das zu Ende bringen, was ich gerade angefangen habe.

Vielleicht sind Erwachsene auch nicht immer entspannt, das könnte doch sein.

Vor dem Entspannungstraining, sagte sie, habe ich oft, wenn ich wütend war, meine Freundin und manchmal auch meine Mutter oder meinen Vater angeschrien. Wenn mein kleiner Bruder mir auf die Nerven gegangen ist, dann habe ich ihn richtig laut angebrüllt.

Das mache ich jetzt sehr selten. Ich weiß endlich, wie man ruhiger wird und wie Entspannung geht. Das hilft mir sehr. Meinen Eltern werde ich zeigen, wie man sich entspannen kann. Vielleicht werden sie dann auch ruhiger.

Beispiel 2: Leon, 10 Jahre

Vor einem Entspannungstraining mit Kindern findet ein Gespräch mit Mutter und/oder Vater statt. In diesem Gespräch gebe ich Informationen zum Ablauf und Inhalt des Trainings und beantworte Fragen.

Leons Mutter teilte mir mit, dass Leon nicht in der Lage ist, sich selbst zu beruhigen. Sie hofft, dass ihm das Entspannungstraining hilft, zur Ruhe zu kommen.

In der ersten Stunde des Trainings „Cool bleiben bei Stress" wurden die Kinder mit dem Ablauf und dem Inhalt des Entspannungstrainings vertraut gemacht. Ich bemerkte, dass Leon widerwillig zuhörte. Es war nicht zu übersehen, dass er mit seinen Gedanken überall war, nur nicht vor Ort.

Auf meine Frage, was mit ihm los sei, antwortete er: „Alles langweilig."

Ich fragte ihn daraufhin, warum er am Training teilnimmt. Seine Antwort: „Meine Mutter hat das bestimmt, und wenn ich das nicht mache, dann darf ich nicht mehr zum Fußball mit meinen Freunden."

Leon nahm also gezwungenermaßen am Entspannungstraining teil. Ein Fußballverbot wollte er auf keinen Fall in Kauf nehmen.

Am Ende des Trainings fragte ich Leon, ob er das Gelernte über Entspannung anwenden wird. Er bejahte die Frage und verließ schnell den Trainingsraum.

Beide Beispiele zeigen, mit welchen Gefühlen und Befindlichkeiten Kinder auf unser Verhalten ihnen gegenüber reagieren.

Kinder brauchen zum Wachsen
Liebe,
Vertrauen
und Anerkennung

Liebe Leserin, lieber Leser,

ich habe für mein Buch die „Du“-Form gewählt. Es ist kein Zeichen mangelnden Respekts. Die „Du“-Form schafft aus meiner Sicht eine größere Nähe zum Leser. Ich hoffe, dass du das auch so empfindest.

Einleitung

Durch Hektik, Unruhe und einer Vielzahl verschiedener Reizeinflüsse geht Kindern die natürliche Fähigkeit, zur Ruhe zu finden, verloren. Sie wissen nicht, wie sie mit ihrem Unbehagen umgehen sollen. Dadurch sind sie weniger aufmerksam, können sich schlecht konzentrieren, und ihre Ausdauer ist kurzweilig.

Um den Anforderungen im Schulalltag gerecht zu werden, sind Aufmerksamkeit, Konzentration und Ausdauer für den Lernerfolg von zentraler Bedeutung. Für erfolgreiches Lernen sind Mütter und Väter mit verantwortlich.

Lernen bezieht sich heute nicht mehr nur auf den Beruf, den wir lebenslang ausüben. Vielmehr steht im Mittelpunkt ein lebenslanges Lernen. Neue Technologien, Digitalisierung, künstliche Intelligenz (KI) stellen uns täglich vor neue Herausforderungen, die es zu meistern gilt.

Der Grundstein für die Entwicklung des Kindes wird schon sehr früh gelegt. Dieser wird im **Teil I** beschrieben.

Am Anfang stehen **interne Faktoren**, wie

- Vorgeburtliche Prägung, Bindung, Entwicklung
- Familie (Herkunftsfamilie, Beziehungsformen, Geschwisterbeziehungen),
- Verhalten der Eltern gegenüber den Kindern bei der Bewältigung ihrer Entwicklungsaufgaben

Mit dem Eintritt in die KITA und in die Schule kommen **externe Faktoren** hinzu, wie

- andere erwachsene Bezugspersonen (Erzieher, Lehrer, Trainer aus Vereinen etc.),
- andere Kinder, um nur einige zu nennen.

Teil II nennt Ursachen, die Schulkinder stressen. Nicht nur die Schule, auch andere Momente, Situationen, Begebenheiten sowie einschneidende, verändernde Lebensbedingungen können bei Kindern zu Stress führen und Auswirkungen auf ihre Gesundheit haben.

Im **Teil III** geht es um Faktoren, die das Stressempfinden von Kindern sowohl positiv als auch negativ beeinflussen.

Teil IV beinhaltet Stressbewältigungsstrategien.

Gehe einen kurzen Moment in dich und lies die folgenden, oft benutzten Aufforderungen an Kinder:

Sei endlich still, sei ruhig,
höre zu, wie oft soll ich das noch sagen,
setz dich ordentlich hin, tobe nicht so herum,
nimm das Besteck zum Essen,
du machst mich wahnsinnig mit deiner ewigen Nörgelei,
lege deine Sachen dorthin, wo du sie auch wiederfindest,
räume dein Zimmer auf, und das sage ich nicht noch einmal,
mach jetzt endlich deine Hausaufgaben,
du musst noch üben für die Klassenarbeit,
träume nicht,
trödele nicht,
konzentriere dich.

Du hast sicherlich eine oder mehrere dieser Aufforderungen schon einmal ausgesprochen. Passiert das öfter, dann entsteht daraus eine schlechte Stimmung, die Auswirkungen auf den Hausfrieden hat.

Es kommen Fragen auf, wie:

- Warum muss ich immer wieder mein Kind ermahnen?
- Bin ich schlecht in der Erziehung?
- Sollte ich toleranter sein oder habe nur ich die Probleme?

Nein, natürlich bist du nicht mit diesen Problemen allein auf der Welt. Auch die anderen bleiben davon nicht verschont.

Wenn Kinder nicht sofort unseren Aufforderungen nachgehen, dann sind wir oft ratlos, reagieren unsicher und unklar, z. B. mit der „Wenn – dann" Aufforderung:

Wenn du jetzt nicht sofort dein Zimmer aufräumst, dann … und wir sprechen in unserer Wut Ankündigungen aus, die ohne Folgen bleiben.

Bitten und Betteln, dass die Kinder nun endlich das tun, was sie sollen, führt auf Dauer auch nicht zum Erfolg. Kurzfristig ist das möglich, aber auf lange Sicht wird sich das Prozedere wiederholen. Gelangen wir an unsere Grenzen, dann ist es nur ein kurzer Schritt zu feindseligen Reaktionen unsererseits, die in Vorwürfen, Beschimpfungen, Drohungen, Strafen und auch in körperlicher Gewalt enden können.

Es gibt kein Rezept, unser Leben mit Kindern ohne Probleme, Stress und persönliche Krisen zu meistern. Allerdings haben wir die Möglichkeit, einiges dafür zu tun, dass sie gesund, glücklich und zufrieden aufwachsen.

Wenn dein Kind dich wieder mal an die Grenzen der Verzweiflung bringt, dann stell dir folgende Fragen:

Was liebe ich an meinem Kind?
Was macht mein Kind so einzigartig?

In der angespannten Situation wird es dir nicht gelingen, auf diese Fragen eine Antwort zu finden. Das ist zu einem späteren Zeitpunkt, wenn sich die Wogen der Verzweiflung wieder geglättet haben, kein Problem für dich.

Notiere dir die Antworten, z. B. in einer Tabelle.

Datum	**Alter des Kindes**	**Was liebe ich an meinem Kind?**
01.09.	6 Jahre	
01.09.	7 Jahre	

Datum	**Alter des Kindes**	**Was macht mein Kind so einzigartig?**
01.09.	6 Jahre	
01.09.	7 Jahre	

Du kannst jederzeit Ergänzungen hinzufügen, da sich Kinder im Laufe der Zeit in ihrem Verhalten, ihren Einstellungen, Wünschen und Bedürfnissen verändern.

Das Buch soll vor allem Müttern und Vätern mit Kindern im Alter von 6 bis 12 Jahren helfen herauszufinden, warum ihre Kinder oft überaktiv, trotzig, wütend und laut sind, Regeln ignorieren und widersprechen.

Von diesem Buch können auch Mütter und Väter profitieren, deren Kinder nicht mehr zu der Altersgruppe von 6 bis 12 Jahren zählen.

Lernen, mit Stress umzugehen, ist mit Eintritt in die Schule wichtig für Konzentration, Aufmerksamkeit und Ausdauer. Das sind die Faktoren, die über den Lernerfolg entscheiden. In weiteren Entwicklungsperioden ist die Fähigkeit, mit Stress umzugehen, unerlässlich.

Kann sich ein Schulkind über einen längeren Zeitraum nicht konzentrieren, ist es unaufmerksam im Unterricht und besitzt bei der Lösung von Aufgaben keine Ausdauer, dann werden Erfolge, Freude und Spaß beim Lernen ausbleiben.

Die Ursachen für dieses Verhalten können vielseitig sein.

Du solltest gemeinsam mit deinem Kind die Ursachen zunächst im persönlichen Umfeld (Familie) und dann außerhalb der Familie (Schule, Freunde, Mitgliedschaften in Vereinen etc.) suchen und hinterfragen.

Manchmal benötigt es nur einen kleinen Denkanstoß, eine Anregung, um sich der Ursachen des Verhaltens der Kinder bewusst zu werden. Das ist der Leitfaden des Buches.

Mit diesem Buch ist kein Versprechen auf ein stressfreies Leben mit Kindern verbunden. Es gibt kein Leben ohne Stress. Wer sich das als Ziel setzt, muss früher oder später feststellen, dass das Ziel unrealistisch ist.

Vielmehr gilt, dass schon Kinder mit Eintritt in die Schule lernen, mit Stress wirkungsvoll umzugehen. Das wird sie in ihrer Persönlichkeitsentwicklung stärken.

Das Buch kann dir helfen, dein Verhalten deinem Kind gegenüber besser zu reflektieren.

Du erhältst Informationen zu den unterschiedlichen Betrachtungsweisen in Bezug auf das heimische Umfeld, die Schule und andere Bezugspersonen, mit denen dein Kind die Freizeit verbringt.

So kannst du Konflikte verringern und erhältst einen besseren Zugang zu deinem Kind. Das wirkt sich vor allem positiv auf das gemeinsame Miteinander aus und hilft, mehr Ruhe und Gelassenheit in den Alltag zu integrieren.

Sei deinem Kind Vorbild,
dann brauchst du weniger Worte!

Viel Erfolg beim Ausprobieren der Übungen und Tipps wünscht dir

Gabriele Vietze

Teil I: Entwicklungs- und familienpsychologische Aspekte bei der Kindererziehung

Unsere Existenz beginnt nicht erst mit der Geburt, sondern bereits mit der Zeugung.

Schon im Mutterleib werden Weichen für das zukünftige Leben gestellt. Dabei spielen vier Grundbedürfnisse von Kindern eine ganz besondere Rolle. Sie gehören zu einer allumfassenden Betrachtungsweise bei der Entwicklung der Kinder.

Vorgeburtliche Prägung

Es ist noch nicht allzu lange her, da haben Mediziner und Psychologen die Entwicklung im Mutterleib unterschätzt.

Heute sind sich die Experten einig, dass das ungeborene Kind am Leben seiner Umwelt und vor allem an dem der Mutter teilnimmt.

Die Gefühle der Mutter beeinflussen das ungeborene Kind über die Nabelschnur.

Hat die Mutter „Stress“ und kann nicht damit umgehen, diesen zu reduzieren oder abzubauen, da ihr keine Stressbewältigungsmethoden bekannt sind, um zur Ruhe zu kommen und ihr Gleichgewicht wieder zu erlangen, dann wirkt sich das auf das Ungeborene aus.

Physiologisch betrachtet lernt das Kind schon im Mutterleib Anspannung und Entspannung kennen.

Schwangerschaft schützt nicht vor Stress.

Typisch bei einer Schwangerschaft sind Ängste, wie Angst vor der Geburt, Angst, allein zu sein, wenn das Kind die Welt vor dem Geburtstermin erblicken will, Angst, dass sich die Partnerschaft verändert und andere individuelle Ängste.

Bei Stress können bei der Mutter Herzrasen und Herzrhythmusstörungen auftreten, Muskelverspannungen, Magen-Darmprobleme und Schlafstörungen, um nur einige zu nennen.

Angst vor der Zukunft, Angst, vom Kindesvater verlassen zu werden, Geld- und Wohnungssorgen sind weitere Faktoren, die die werdende Mutter belasten und Stress auslösen können.

Auch der Einfluss der Umwelt, wie Lärm, Hitze, Kälte, Leistungsdruck, Mobbing, Streit mit Eltern, Freunden, Verwandten und Bekannten, Nachbarn etc., kann sich negativ auf die Entwicklung des Kindes auswirken.

Nicht zu unterschätzen ist das Suchverhalten der Mutter. Alkohol- und Drogenkonsum sowie Rauchen können beim Kind nach der Geburt zu Entzugserscheinungen führen.

Werdende Mütter sollten sich Ruhe und Zeit gönnen, um den Kontakt zu ihrem ungeborenen Kind genießen zu können.

Die vorgeburtliche Prägung kann die Entwicklung des Ungeborenen sowohl positiv als auch negativ beeinflussen.

Psychische Grundbedürfnisse von Kindern

Eine allgemeine Definition von Grundbedürfnissen gibt es nicht.

Zwei Aspekte werden bei den Begriffen „Grundbedürfnis“ und „Bedürfnis“ unterschieden. Zum einem werden die Wünsche der Menschen mit dem Begriff „Bedürfnis“ beschrieben und zum anderen basiert die psychische Entwicklung eines Kindes auf psychischen Grundbedürfnissen.

Menschliche Bedürfnisse

Die Wünsche der Menschen werden mit dem Begriff „Bedürfnis“ umschrieben. Haben wir ein Mangelgefühl an Wünschen, dann möchten wir diesen Mangel beseitigen.

Der amerikanische Psychologe Abraham Maslow (1908-1970) beschreibt die menschlichen Bedürfnisse und Motivationen, die Erwachsene wie auch Kinder haben, in einer hierarchischen Struktur – bekannt als Maslowsche Bedürfnispyramide, an der man sich orientieren kann.

Die folgende Abbildung verdeutlicht die Hierarchie.

Maslowsche Bedürfnispyramide

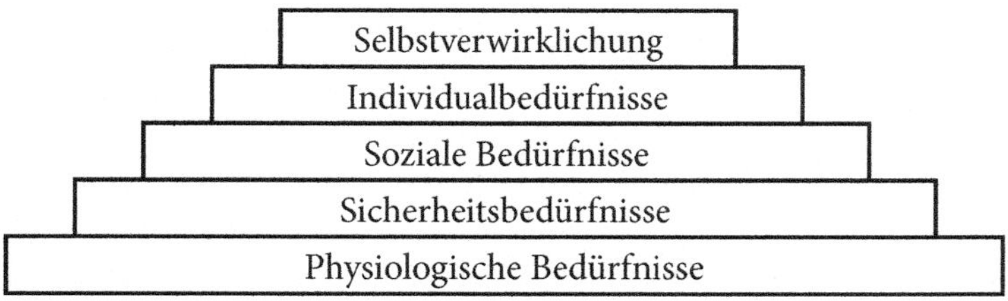

Die Betrachtungsweise erfolgt von unten nach oben.

Auf **Stufe 1** stehen die **physiologischen Bedürfnisse,** wie Essen, Trinken, Schlaf, Kleidung, Wohnung. Ohne sie wäre ein Leben nicht möglich.

Auf **Stufe 2** folgen die **Sicherheitsbedürfnisse.** Sie umfassen z. B. unsere Sicherheit und Ordnung mit Hilfe von Gesetzen und Verordnungen. Sie umfassen auch den privaten Bereich.

Zu den **sozialen Bedürfnissen** auf **Stufe 3** zählen unter anderem Partnerschaften, Liebe, Freundschaften, Zugehörigkeit in der Familie, in Gruppen und Vereinen.

Die **Individualbedürfnisse** auf **Stufe 4** betreffen vor allem die Selbstachtung, Wertschätzung durch andere, den Status, Wohlstand, die Karriere etc.

Ganz oben in der Pyramide steht – als Wachstumsbedürfnis – die **Selbstverwirklichung.** Wir möchten gern so handeln, wie es unserem inneren Drang entspricht. Jeder Mensch setzt dafür seine eigenen Prioritäten. Vieles davon lässt sich verwirklichen.

Bei der Bedürfniserfüllung bzw. Nichterfüllung werden Gefühle in uns geweckt.

Bedürfniserfüllung bringt positive Gefühle zum Ausdruck: Ich bin bewegt, erleichtert, dankbar, freudig, fröhlich, gelassen, glücklich, lustig, motiviert, optimistisch, stolz, ruhig, unternehmungslustig, um nur einige zu nennen.

Werden unsere Bedürfnisse über einen längeren Zeitraum nicht erfüllt, dann kommen in uns negative Gefühle auf: Ich fühle mich dann angespannt, betrübt, frustriert, besorgt, enttäuscht, hilflos, pessimistisch, müde, niedergeschlagen, verzweifelt, zornig etc.

Wachsen Kinder in einer Umgebung auf, in der das Ausdrücken von Gefühlen und Bedürfnissen zu den Selbstverständlichkeiten gehört, werden sie von ihren Bezugspersonen besser verstanden. So können ihre Bedürfnisse erfüllt werden.

Deine wichtigste Aufgabe besteht darin, täglich die Befriedigung körperlicher und psychischer Grundbedürfnisse deines Kindes zu sichern.

Das ist die Basis einer positiven und gesunden kindlichen **Entwicklung**, von der aus Kinder die Welt wahrnehmen und sie erkunden. Zudem ist sie eine optimale Voraussetzung für zufriedene Familien- und Partnerbeziehungen.

„Ressourcenorientierte Erziehung" bietet dabei einen Erziehungsansatz, der auf eine angemessene **Befriedigung zentraler psychischer Grundbedürfnisse von Kindern und Jugendlichen** zielt.

Wissenschaftler, Forscher und Experten sind sich im Wesentlichen darüber einig, dass Menschen angeborene, biologische Grundbedürfnisse in sich tragen.

Die Ausführungen zu den Grundbedürfnissen basieren im Wesentlichen auf Bodo Klemenz (2007).

Die vier psychischen Grundbedürfnisse und deren Bedeutsamkeit bei der Entwicklung und Erziehung

1. Das Bindungsbedürfnis

Was ist Bindung und warum ist sie so wichtig?

Bindung ist eine enge und langanhaltende, emotionale Beziehung zwischen Mutter, Vater und anderen wichtigen Bezugspersonen zum Kind. Sie entwickelt sich besonders stark im ersten Lebensjahr. Die Bindungsperson gibt dem Kind in seiner kindlichen Not vor allem Geborgenheit, Schutz und Sicherheit. Das Bedürfnis nach Bindung ist ein angeborenes Bedürfnis, wie auch Nahrungsaufnahme und Schlaf.

Erst im 20. Jahrhundert hat sich die Bindungsforschung nach dem britischen Kinderpsychiater und Psychoanalytiker John Bowlby (1907-1999), auch Vater der Bindungsforschung genannt, gemeinsam mit Mary Ainsworth (1913-1999) US-amerikanisch-kanadische Entwicklungspsychologin, entwickelt.

Sie ist eine eigenständige Disziplin in der Psychologie.

John Bowlby definiert Bindung als von Natur aus vorhandenes, überlebenswichtiges Verhaltensmuster. Es beschreibt eine emotionale Beziehung.

Die Theorie von Bowlby und Ainsworth erklärt, dass sich die emotionale Beziehung von Kindern zu ihren Bezugspersonen auf deren Entwicklung auswirkt. Sie gehen davon aus, dass besonders das erste Lebensjahr für die Entwicklung des Kindes prägend ist.

Im ersten Lebensjahr lernen Kinder von der Mutter, Vertrauen aufzubauen. Dieses Vertrauen, das sich in der ersten Beziehung des Kindes entwickelt, wird auch als Urvertrauen bezeichnet. In diesem Zusammenhang spielt auch der Begriff „Bonding“ eine wichtige Rolle. Er kommt aus dem Englischen und bedeutet „Verbindung“. Dabei geht es um die Verbindung der beginnenden emotionalen Beziehung der Mutter zum Säugling.

Nach der Geburt ist die Mutter die erste Kontaktperson. Sie steht für eine liebevolle, achtsame, körperliche und nahe frühe Beziehung zum Kind. Behutsame und liebevolle Berührungen und das Kuscheln sowie der Haut-zu-Haut-Kontakt ist der Anfang einer emotionalen Bindung.

Bonding ist überwiegend non-verbal (nicht sprachlich).

Durch Berührungen und Streicheln der Mutter werden die meisten Babys ruhiger, dabei wird die Gehirnentwicklung positiv unterstützt. Blickkontakt mit einem Lächeln, eine warme Stimme, Schutz und Trost sind weitere charakteristische Merkmale des Bondings.

Bonding
ist die Wurzel von Bindung und Bildung. Es ist ein Prozess, der bereits während der Schwangerschaft beginnt.

Nach Bowlbys Theorie und Ainsworth Experimenten werden in der Bindungstheorie vier Bindungstypen unterschieden:

Bindungstyp A: unsicher – vermeidend
Bindungstyp B: sichere Bindung
Bindungstyp C: unsicher – ambivalent
Bindungstyp D: unsicher – desorganisiert

Die unterschiedlichen Bindungstypen charakterisieren die Beziehung zwischen Mutter und Kind. So können Rückschlüsse auf die weitere Entwicklung des Kindes gegeben werden.

Bindungstyp A: unsicher – vermeidend
Das Fürsorgeverhalten der Bezugsperson ist besonders gekennzeichnet durch:

- *Mangelnde Affektäußerung*
  Die Mutter fühlt sich kraftlos und ohne Energie. Sie ist

nicht in der Lage, Gefühle dem Kind gegenüber auszudrücken. Sie ist oft gereizt durch ständiges Weinen des Kindes. So kann es schnell zu aggressiven Ausbrüchen kommen.

- *Ablehnung gegen Körperkontakt/wenig Bedürfnisbefriedigung*
  Die Mutter lehnt das Kind ab. Gründe dafür können sehr vielfältig sein und sich auf die Bedürfnisbefriedigung des Kindes auswirken.

Das Verhalten des Kindes zeigt sich wie folgt: Es

- verinnerlicht die Bezugsperson als zurückweisend,
- vermeidet Kontakt,
- bildet kein Urvertrauen,
- entwickelt kein Gefühl von Sicherheit und Unterstützung,
- baut einen Schutzmantel auf.

Bindungstyp B: sichere Bindung
Bei einer sicheren Bindung fühlt sich das Kind geliebt und beschützt.

Kinder, die sich sicher gebunden fühlen, trauen sich, Gefühle zu zeigen. Werden sie z. B. von der Mutter allein gelassen, suchen sie nach der Mutter und weinen.

Sie machen dadurch auf sich aufmerksam und zeigen, dass sie mit der Situation des Alleinlassens unglücklich sind. Es ist möglich, dass sich die Kinder nicht von anderen Personen trösten lassen.

Kommt die Mutter zurück, beruhigt sich das Kind schnell und drückt mit seinem Verhalten Freude aus.

Bindungstyp C: unsicher – ambivalent
Unsicher-ambivalent gebundene Kinder zeigen beim Verlassen der Mutter ein sehr ängstliches Verhalten. Sie weinen noch, wenn die Mutter schon wieder da ist. Sie können sich nur schwer beruhigen. Die Mutter zeigt ein widersprüchliches Verhalten dem Kind gegenüber.

Sie geht mal auf die Bedürfnisse des Kindes ein, ein andermal wiederum nicht.

Das hinterlässt bei dem Kind Unsicherheit und Misstrauen. So lernt es, keine Hilfe zu suchen.

Bindungstyp D: unsicher – desorganisiert
Kinder zeigen widersprüchliches Verhalten. Es ist möglich, dass das Kind in den ersten Lebensmonaten mit traumatischen Ereignissen konfrontiert wurde, die mit der Mutter im Zusammenhang stehen. Die Mutter wird somit nicht als sicherheitsgebende Person verinnerlicht, sondern als Quelle der Furcht gesehen. Diese Kinder leiden unter Gemütsschwankungen oder Gefühlsarmut.

Oft verhalten sie sich aggressiv, entwickeln ein geringes Selbstvertrauen und können anderen schwer vertrauen.

Kinder dieses Typs lassen sich nicht eindeutig einem Bindungstyp zuordnen.

2. Das Bedürfnis nach Orientierung und Kontrolle
Bei der **Orientierung** geht es darum, einen zutreffenden Überblick über die Situation zu haben. Es herrscht Klarheit über das, was geschieht und welche Möglichkeiten es zum Handeln gibt. Im Ergebnis des Handelns sollte sich die Situation verändert haben. Kinder benötigen Frustrationserlebnisse, um ihre Fähigkeiten ein-

schätzen zu können. Ohne diese Erlebnisse können sie ihre Gestaltungsmöglichkeiten nicht wirksam nutzen. Bezugspersonen sollten deshalb ihren Kindern Frustrationserlebnisse nicht ersparen.

Mit **Kontrolle** ist die innerpsychische Kontrolle gemeint. Erfolgreiches Handeln wird ermöglicht durch das Streben nach Handlungsspielraum, Einfluss- und Gestaltungsmöglichkeiten. Es ist wichtig und ausgesprochen befriedigend, Einfluss zu nehmen, etwas zu gestalten und mitzubestimmen. Kinder brauchen die Erfahrung, Ziele selbstbestimmt zu erreichen.

Wird das Bedürfnis nach Orientierung und Kontrolle befriedigt, z. B. durch Wissensvermittlung, Anleitung, Erklärung, Feedback, dann haben Kinder ein positives Bild von sich und schätzen ihre Fähigkeiten dennoch realistisch ein.

Kinder, bei denen das Bedürfnis nicht ausreichend befriedigt worden ist, sind oft hilflos, unsicher oder abhängig.

3. Das Bedürfnis nach Selbstwerterhöhung und Selbstwertschutz
Das Bedürfnis hat zwei Blickrichtungen:

1. Es ist ausgerichtet auf eine positive Selbstwahrnehmung. Ergebnis ist ein positives Selbstwertgefühl.
2. Das Bedürfnis kann auch als Wunsch nach positiver Bewertung, Anerkennung und Achtung durch andere gesehen werden. Bemühungen, die Bewertungen durch andere zu erhöhen, können z. B. durch positive Präsentation erreicht werden, um als attraktiv und kompetent wahrgenommen zu werden.

Ist das Bedürfnis nicht ausreichend erfüllt, können Gefühle von Unbeliebtheit und Minderwertigkeit entstehen.

4. Das Bedürfnis nach Lustgewinn und Unlustvermeidung
Menschen lieben angenehme, positive Gefühle, wie glücklich, zufrieden, fröhlich, beschwingt, dankbar, sorgenfrei, stolz, selbstsicher zu sein.

Unangenehme Gefühle, wie traurig, träge, erschöpft, kraftlos, gereizt, wütend, betrübt, besorgt, eifersüchtig, nervös, hilflos zu sein, möchten sie vermeiden.

Wenn über eine längere Zeitspanne die negativen Gefühle überwiegen, entsteht eine ungünstige Lust-Unlust-Bilanz und kann eine psychische Erkrankung zur Folge haben.

In einem positiven emotionalen Klima haben Kinder größere Chancen und vielfältige Möglichkeiten, ihre psychische Gesundheit zu stärken.

Wird das Bedürfnis nicht ausreichend befriedigt, kommt es zur Überlastung im Umgang mit der persönlichen Umgebung. Kinder wirken dann beispielsweise gestresst, abgestumpft und gelangweilt.

Die psychischen Grundbedürfnisse des Kindes kurz zusammengefasst:

Das Bindungsbedürfnis – Liebe zu dem Kind (Bonding, Bindung)

- zärtliche Berührung, lächeln, Kind willkommen heißen, Koseworte, Umarmung, warmherzige Stimme, liebevoller Blickkontakt, trösten, beschützen.

Das Bedürfnis nach Orientierung und Kontrolle – Vertrauen

- Du kannst schon viel.
- Ich bin immer für dich da.
- Wenn du Unterstützung brauchst, dann helfe ich dir.

Das Bedürfnis nach Selbstverwirklichung und Selbstwertschutz – Annahme

- Du bist und bleibst mein Kind, auch wenn ich manchmal mit deinem Verhalten nicht einverstanden bin.

Das Bedürfnis nach Lustgewinn und Unlustvermeidung – Spiel und Freude

- Gemeinsam Zeit verbringen, ungestörtes Spielen, Interessen des Kindes unterstützen.

Familienformen und Herkunftsfamilie

In der Literatur gibt es verschiedene Definitionen von Familie.

„Die Familie umfasst im Mikrozensus (stellt Daten zur Struktur sowie zur wirtschaftlichen Lage der Bevölkerung bereit) alle Eltern-Kind-Gemeinschaften, das heißt Ehepaare, nichteheliche (gemischtgeschlechtliche) und gleichgeschlechtliche Lebensgemeinschaften sowie Alleinerziehende mit Kindern im Haushalt. Einbezogen sind – neben leiblichen Kindern – auch Stief-, Pflege- und Adoptivkinder ohne Altersbegrenzung. Damit besteht eine Familie immer aus zwei Generationen." (Aus: Statistisches Bundesamt (Destatis) 2023)

Die Kernfamilie (Mutter und Vater mit leiblichen Kindern) ist in Deutschland die vorherrschende Familienform.

Herkunftsfamilie – Bandbreite familiären Erbes

Es muss nicht immer friedlich und nett zu Hause sein.
Konflikte sind normal und lehrreich.
(Jesper Juul, dänischer Familientherapeut, 1948-2019)

Beziehungsformen in der Familie, wie Paarbeziehungen, Eltern-Kind-Beziehungen, die Geschwisterbeziehungen und mehrgenerationale Beziehungen beeinflussen den Lebenslauf eines Menschen.

Die Herkunftsfamilie, Gene (Erbgut), die Umgebung der Familie, in der wir aufwachsen, beeinflussen unsere Entwicklung.

Mütter und Väter vermitteln uns unter anderem ihren Erziehungsstil, ihre Wertevorstellungen, welche Ziele wir im Leben verfolgen, was im Leben von Bedeutung ist. Sie vermitteln ein Bild von der Welt.

Das Leben in einer Familie ist sehr vielfältig. Wir können uns die Familie nicht aussuchen und auch nicht so tun, als ob es sie nicht gäbe. Sie wird für immer ein Teil von uns sein, auch dann, wenn sie konfliktbehaftet ist oder Kontakte zu Beziehungsformen abgebrochen werden.

Wir sind von der Familie geprägt, aber weder unsere Gene noch unsere Erziehung bestimmen, wie wir unser Leben gestalten. Sie können lediglich die Wahrscheinlichkeit für unsere Verhaltensweisen erhöhen.

Geschwisterbeziehungen

Geschwister haben in der Regel eine gemeinsame Zeit, sofern der Altersunterschied nicht so groß ist.

Geschwisterbeziehungen können sehr ambivalent sein.

Einerseits sind Geschwister ein Herz und eine Seele, spielen und toben miteinander, tauschen ihre Erfahrungen aus, trösten sich gegenseitig, wenn sie traurig sind.

Andererseits streiten sie, bis die Fetzen fliegen, sie tun sich gegenseitig weh und manchmal kann es auch zu Verletzungen im Ergebnis eines Streites kommen. Mütter und Väter sind bei derartigen Vorkommnissen oft verstört, befangen, genervt, weil sie nicht wissen, wie sie reagieren sollen.

Keines der Kinder will der „Böse" sein, der mit dem Streit angefangen hat.

In einem meiner Seminare zur Kindererziehung schilderte eine Mutter, wie sich ihre Kinder ständig bekämpfen:

Die Tochter (8 Jahre) und der Sohn (10 Jahre) streiten täglich, so die Mutter. Sie nehmen sich gegenseitig die Schulsachen, wie Stifte oder andere Utensilien, weg. Oft verstecken sie auch Dinge, die sie am nächsten Tag für die Schule benötigen. Dann geht es richtig zu Sache.
Sie schubsen sich, der Sohn zieht der Tochter an den Haaren. Die Tochter reagiert mit Fußtritten. Das sind nur einige Dinge, die passieren. Ich könnte verzweifeln.

Hier ist eine wichtige Botschaft an die Kinder:

Alle Gefühle sind erlaubt,
aber nicht alle Handlungen.

Dass Kinder sich streiten, ist nicht zu verhindern. Streit muss sein. Es ist eine Möglichkeit, seine Wut und seinen Ärger zum Ausdruck zu bringen.

Wenn du den Streit verhindern willst, würden sich über kurz oder lang Aggressionen aufstauen, die dann wiederum anderweitig zum Ausdruck kommen, wie z. B. bei der Entwicklung eines Rachegefühls dem Bruder bzw. der Schwester gegenüber.

Wenig hilfreich sind allerdings autoritäre Aufforderungen mit lauter Stimme wie: *Schluss mit dem Theater, seid endlich still, jetzt ist sofort Ruhe*. Diese Ruhe ist nur kurzweilig.

Langfristig führt das Vorgehen nicht zum gewünschten Erfolg und zu keiner Verhaltensänderung. Von der Streitstimmung der Geschwister angesteckt, brüllen Eltern oft unkontrolliert dazwischen.

In Streitsituationen geht es nicht darum, herauszufinden, wer „Schuld am Streit" hat. Aufgabe ist es, beiden Seiten einfühlsam zuzuhören und Emotionen zuzulassen. Es ist wichtig zu hinterfragen. Bezogen auf das geschilderte Beispiel kann die Mutter wie folgt vorgehen:

- Was meint ihr, wie es deiner Schwester/deinem Bruder geht, wenn die Schulsachen nicht zu finden sind?
- Was fühlt ihr, wenn ihr euch gegenseitig weh tut?

Diese Vorgehensweise erfordert Zeit und Geduld, aber auf längere Sicht führt sie zum Erfolg.

Deine Kinder erleben, dass du bei Konflikten zu ihnen stehst.

Stelle wenige, aber klare Regeln (altersgemäß) auf, die den Kindern im Streitfall Orientierung geben.

In dem geschilderten Geschwisterstreit können

- Schulsachen wegnehmen und verstecken,
- schubsen,
- an den Haaren ziehen,
- und Fußtritte

als Tabus definiert werden.

Verstoßen die Kinder gegen diese Tabus, folgen Konsequenzen. In einer Vereinbarung werden bei Nichteinhaltung der Tabus die entsprechenden Konsequenzen formuliert.

Für Kinder sind Vereinbarungen frustrierend und es kann sein, dass sie dagegen protestieren.

Kinder müssen lernen, Frustration zu erleben und damit umzugehen. Sie sind ein Teil unseres Lebens.

Es gibt zahlreiche Ursachen und Gründe, weshalb sich Geschwister streiten und zanken. Oft entsteht der Streit aus heiterem Himmel.

Gerade ist noch Frieden und Freude angesagt und dann, von einem Moment auf den anderen, ziehen dunkle Wolken über die Streithähne.

Einige Beispiele verdeutlichen das:

- Ein kurzzeitiger Konflikt kann entstehen, wenn ein Kind immer erster bei der Ausübung bestimmter Aktivitäten sein will, die beide Kinder mögen.
- Wenn Kinder unterschiedliche Interessen und Bedürfnisse haben, kommt es oft zu aufgestautem Ärger zwischen ihnen, wenn einer von beiden sich benachteiligt fühlt. Ist dieser Ärger langanhaltend, kann er zu Wut und Aggression dem anderen gegenüber führen.
- Bestehen bei Geschwistern gravierende Temperamentsunterschiede, ist Ärger nicht selten.
- Geschwister rangeln nicht selten um Aufmerksamkeit und Macht, wenn sie das Gefühl haben, dass die Bezugspersonen sie nicht genügend beachten und wertschätzen.

- Wenn ein Geschwisterkind sich langweilt und das andere sich gerade sehr wohlfühlt mit dem, was es tut, kann Neid aufkommen, der in negativen Verhaltensweisen zum Ausdruck gebracht wird.
- Sind Kinder schlecht gelaunt oder gereizt, dann ist es für sie am leichtesten, das am Bruder oder an der Schwester auszulassen.

Ein gewisses Maß an Streit und Zankereien ist normal. Dadurch lernen Kinder mit ihren Bedürfnissen umzugehen und sie auszudrücken.

Wichtig ist, dass du fair und neutral bleibst, wenn es zu Konflikten zwischen deinen Kindern kommt.

Bemühe dich, dass die Situation nicht eskaliert. Rede mit den Kindern über deren Streitereien/Konflikte und zeige ihnen anhand von Beispielen, wie man diese löst.

Immer wiederkehrender Streit und Zank unter Geschwistern kann ein Zeichen dafür sein, dass etwas nicht ganz optimal läuft.

Geschwister können wir uns nicht aussuchen. Sie sind ein Bestandteil der Familie. Sie prägen uns sowohl im positiven als auch im negativen Sinne. Mal läuft alles harmonisch, dann wiederum kommt es zu Problemen. So spielen Neid, Rivalitäten und auch das Ringen um die Liebe der Mutter und des Vaters eine nicht zu unterschätzende Rolle beim Heranwachsen der Kinder.

Geschwister prägen uns in allen Altersphasen.

„Diese Beziehung ist die längste unsers Lebens“, sagt der Entwicklungspsychologe und Familienforscher Hartmut Kasten.

Entwicklung – Entwicklungsaufgaben

Entwicklung bezeichnet eine zeitlich überdauernde Veränderung im Erleben und Verhalten einer Person.

Die Entwicklungspsychologie beschäftigt sich mit der Frage, welche Veränderungen der Mensch von der Empfängnis bis zum Tode erfährt.

Menschen verändern sich lebenslang in ihren Funktions- und Leistungsbereichen. Das betrifft die neurologisch-körperliche, die kognitive und die sozioemotionale Entwicklung.

Die **neurologisch-körperliche Entwicklung** beschreibt unter anderem die Veränderungen des Gehirns und des Körpers, die pränatale Entwicklung und die Entwicklung der motorischen Fähigkeiten.

Die **kognitive Entwicklung** bezieht sich auf Veränderung mentaler Funktionen, wie Gedächtnis- und Aufmerksamkeitsprozesse, Sprache zu nutzen, Problemlösekompetenz etc.

Die **sozioemotionale Entwicklung** betrifft Veränderungen in der Sicht oder den Gefühlen gegenüber der eigenen Person, im moralischen Urteilen und Verhalten und der Gestaltung von Beziehungen.

(Aus: Seidel, Tina; Krapp, Andreas: Pädagogische Psychologie. Beltz Verlag, Weinheim 2014)

Das Konzept der Entwicklungsaufgaben wurde ursprünglich von Havighurst, R. J. (amerikanischer Erziehungswissenschaftler und Soziologe, 1900-1991) erarbeitet. Havighurst untersuchte die Entwicklung der Menschen in allen Altersgruppen. Er ordnet den verschiedenen Entwicklungsperioden Entwicklungsaufgaben zu.

Diese Entwicklungsaufgaben sind Lernaufgaben und Herausforderungen, die sich in einer bestimmten Lebensperiode des Menschen stellen.

Die erfolgreiche Bewältigung führt zu Glück und Erfolg, Versagen macht unglücklich und führt zur Ablehnung durch die Gesellschaft.

Entwicklung ist allerdings nicht allein nur vom Menschen abhängig. Havighurst nennt dazu Faktoren, die heute als Biopsychosoziale Faktoren bekannt sind.

Dazu zählen:

1. Biologische Veränderung des Organismus, wie Pubertät, Krankheit etc.
2. Der Einfluss durch Erwartungen der Gesellschaft, Schul- und Ausbildungsabschlüsse, Ausübung des Berufes, Hochzeit, Kinder bekommen etc.
3. Werte, die der Mensch hat.

Die wichtigsten Entwicklungsaufgaben im mittleren Schulalter

Im mittleren Schulalter (6-12 Jahre) orientieren sich Kinder an ihren Leistungen, vor allen an denen, worin sie erfolgreich sind.

Ich bin, was ich lerne.

- Kinder lernen, Verantwortung zu übernehmen.
- Sie erwerben die Kulturtechniken Lernen, Lesen, Schreiben, Rechnen.
- Die körperliche Geschicklichkeit verbessert sich vor allem durch körperliche und sportliche Aktivitäten.
- Sie entwickeln ein positives Selbstbild.
- Ihr Organismus ist im Wachstum.

- Sie können ihre Fähigkeiten und Kompetenzen realistisch einschätzen.

Das Alter zwischen sechs und zwölf Jahren ist sehr erlebnisreich. Es endet die frühe Kindheit.

Kinder stehen vor der Bewältigung der genannten Entwicklungsaufgaben. Das sind große Herausforderungen. Es treten Problem und Konflikte auf, die gelöst werden müssen. Die Hauptverantwortung liegt dabei vorrangig bei den Bezugspersonen.

Entwicklungsfördernde/-hemmende Erziehung

Die Wissenschaft „Pädagogik“ befasst sich mit der Erziehung. Im Mittelpunkt steht dabei die Untersuchung, wie Kinder lernen. Das Wissen darüber wird genutzt, um Lernmethoden zu verbessern.

Erziehung beinhaltet beim Kind erzieherische Handlungen, wie das Erlernen des Sozialverhaltens, Wertevermittlung und gesellschaftliche Regeln und Normen zu respektieren.

Erziehung ist ein Prozess, der nicht von heute auf morgen abgeschlossen ist und geht immer mit Problemen einher.

Es gibt keine problemlose Erziehung, aber es gibt Möglichkeiten, mit Problemen umzugehen.

Bei der Erziehung sind in erster Linie Mütter und Väter die wichtigsten Erzieher.

Mit Eintritt in den Kindergarten, in die Schule, in Vereine etc. übernehmen auch diese einen Teil der Erziehung.

Erziehung erfolgt in jedem Haushalt anders. Dem liegen Erfahrungen zugrunde, die die Bezugspersonen in ihrer Kindheit gemacht haben. Ein allgemeines Ziel sollte sein, das Kind auf ein selbstständiges und selbstverantwortliches Leben vorzubereiten, so dass es den Herausforderungen im Leben gerecht werden kann.

Ein Vorbild hat einen größeren Einfluss auf die Erziehung des Kindes als ständige Worte.

2018 fand eine Umfrage in Deutschland zu den wichtigsten Erziehungszielen statt (veröffentlicht von Statista Research Department, 08.11.2022).

2018 gaben rund 74 % der Befragten an, dass sie Ehrlichkeit bei der Erziehung ihrer Kinder für wichtig halten.

An 2. Stelle rangiert Respekt, gefolgt von Verlässlichkeit, Höflichkeit, Freundlichkeit, Selbstständigkeit, Selbstvertrauen und letztendlich auch Benehmen und Anstand.

Oft fühlen wir uns bei der Erziehung des Nachwuchses überfordert. Unsicherheit bei der Durchsetzung unserer persönlichen Erziehung sind keine Seltenheit.

Prof. Dr. Sigrid Tschöpe-Scheffler, Erziehungswissenschaftlerin an der Technischen Hochschule Köln bis zum Jahre 2015, veröffentlichte 2003 einen Ratgeber mit dem Titel „Fünf Säulen der Erziehung". Sie geht dabei auf verschiedene Bedingungen ein, die beitragen können, dass Erziehung gelingen kann.

Für Mütter/Väter und Fachkräfte im Pädagogischen Bereich sind sie als Orientierung gedacht. Anhand der fünf Säulen kannst du deinen Erziehungsstil und die Beziehung zu deinem Kind überdenken.

Dabei steht im Mittelpunkt immer die Frage:

Was benötigt mein Kind, um sich optimal entwickeln und entfalten zu können?

Erziehung kann fördern, aber auch hemmend durch Bezugspersonen und pädagogische Fachkräfte erfolgen.

Entwicklungsfördernde Erziehung

Wenn sich Mütter und Väter an den nachfolgend beschriebenen Säulen orientieren, dann haben sie das richtige Fundament für ihre Erziehung.

Die fünf Säulen der Erziehung

Die erste Säule: Liebe und emotionale Wärme

Liebe und emotionale Wärme bilden die Grundlage für Erziehung und Beziehung. Das ist das Fundament für eine optimale kindliche Entwicklung. Es gibt vielfältige Möglichkeiten, dem Kind gegenüber Liebe und emotionale Wärme auszudrücken. Dabei spielen Körperkontakt, Zuwendung, Liebe, Trost, Lächeln, Blickkontakt, Zugewandtheit und Respekt eine besondere Rolle.

Die zweite Säule: Achtung und Respekt

Das Kind wird angenommen, wie es ist. Es werden ihm Dinge zugetraut, z. B. Lösungen von Problemen. Entwicklungsfortschritte werden gelobt mit Worten, Mimik, Wertschätzung und positiver Rückmeldung. Das ist besonders wichtig für die Persönlichkeitsentwicklung und das Lernen von Selbstvertrauen.

Die dritte Säule: Kooperation

Das Kind zur Kooperation bewegen heißt: miteinander handeln, verhandeln und aushandeln und die Meinung der anderen akzeptieren. Erwachsene haben einen Standpunkt und das Kind hat einen Standpunkt. Beide Standpunkte sind wichtig und sollten wertgeschätzt werden.

Kooperation ist ein sehr anspruchsvoller Weg im Erziehungs- und Entwicklungsprozess für die kindliche Entwicklung. Oft bleibt im hektischen Alltag wenig Zeit für Diskussionen und Argumentationen.

Die vierte Säule: Struktur und Verbindlichkeit

Eine wichtige Säule für das Kind und die Erwachsenen ist die Schaffung von Struktur und Verbindlichkeit im Alltag. Bleibt das außen vor, ist Chaos vorprogrammiert.

Kinder müssen sich auf die Aussagen der Erwachsenen verlassen können. Versprechen der Erwachsene gegenüber den Kindern sollten erst dann ausgesprochen werden, wenn der Erwachsene sich sicher ist, diese auch einhalten zu können.

Wird ein Versprechen oft und wiederholt nicht eingehalten, nimmt das Kind den Erwachsenen nicht mehr ernst.

Kinder brauchen ein Gefühl von Sicherheit und Vertrauen.

Die fünfte Säule: Förderung

Kinder sind naturgemäß neugierig. Sie wollen erkunden, ausprobieren, Dinge und Zusammenhänge verstehen. Voraussetzung dafür ist eine anregungsreiche Umgebung, wie ein freundliches Kinderzimmer oder ein extra Platz, wo das Kind ungestört mit altersgerechten Spielsachen spielen kann.

Erwachsene stehen ihnen zur Seite, beantworten Fragen des Kindes, geben neue Impulse und unterstützen Neugierde und Wissenslust. Dadurch erfolgt ein effizientes Lernen, was durch Druck und Zwang nicht ausgelöst wird.

2013 ergänzte Prof. Tschöpe-Scheffler die Säulen sechs und sieben:

Die sechste Säule: Gemeinschaft
In der Gemeinschaft lernen Kinder soziale Kompetenzen und erfahren Zugehörigkeit und Geborgenheit.

Die siebte Säule: Spiritualität
Damit ist nicht nur der christliche Glaube gemeint, so Tschöpe-Scheffler. Das Kind soll durch Erfahrung von Spiritualität Vertrauen in sein Leben finden.

Entwicklungshemmende Erziehung

Erziehung kann auch entwicklungshemmend verlaufen. Prof. Tschöpe-Scheffler nennt dafür folgende Faktoren:

1. Emotionale Kälte/Überhitzung
Erwachsene geben dem Kind zu wenig Wärme, Nähe und Aufmerksamkeit. Sie lehnen das Kind ab, ignorieren es, zeigen wenig Anteilnahme an den Belangen des Kindes, vermeiden Körperkontakt.

Nicht selten wird das Kind vernachlässigt.

Im Gegensatz zur emotionalen Kälte steht die von den Erwachsenen gezeigte emotionale Überhitzung. Diese Kinder sind überbehütet mit viel Fürsorge und wenig Freiraum.

Dabei werden nicht selten emotionale und körperliche Grenzen überschritten.

2. Missachtung

Das Kind wird nicht wertgeschätzt. Mit abwertenden Kommentaren wird es auch vor anderen Personen bloßgestellt und erniedrigt. Ständige Beschimpfungen und dauerndes Tadeln ersticken das Selbstvertrauen des Kindes. Die Folgen können Minderwertigkeitsgefühle und Versagensängste sein.

3. Dirigismus

Die Autonomie des Kindes wird durch Verbote, Liebesentzug und Kontrolle eingeschränkt. Ihm wird wenig zugetraut, vor allem nicht die Übernahme von Verantwortung. Das Kind fühlt sich selbst als inkompetent und unfähig. Es verliert seine Individualität.

4. Chaos und Beliebigkeit

Der Erwachsene ist unsicher und inkompetent in der Kindererziehung. Sein Verhalten ist gekennzeichnet durch emotionale Widersprüchlichkeit. Nach Nähe und Kontaktsuche folgt Ablehnung und Unnahbarkeit. Grenzen werden beliebig gesetzt und wieder aufgehoben. Das Verhalten ist für das Kind undurchsichtig.

5. Einseitigkeit

Überforderung und mangelnde Förderung sind für die Persönlichkeitsentwicklung des Kindes nicht förderlich.

6. Gewalt

Wenn Kinder oft stundenlang weggesperrt werden und Mütter/ Väter übertrieben streng sind, dann lernt das Kind: Gewalt führt zum Ziel.

Erziehungsziele

Wie Kinder erzogen werden, ist entscheidend für den Lebensweg des Kindes. Es ist ein wichtiges Fundament für ihre Persönlichkeitsentwicklung. Nimm die Interessen und Fähigkeiten deines Kindes frühzeitig wahr und fördere sie.

Gutes Benehmen und Höflichkeit, Respekt und Toleranz, Hilfsbereitschaft, Mitgefühl, Pünktlichkeit, Gewissenhaftigkeit, und einen gesunden Lebensstil solltest du deinem Kind von klein auf vermitteln.

Kinder orientieren sich an ihren Bezugspersonen. Sie schauen genau hin, wie sie sich verhalten, was sie sagen, was sie tun, wie sie es tun, wie sie mit anderen Menschen kommunizieren, wie sie ihre Gefühle und Bedürfnisse zum Ausdruck bringen und welche Konsequenzen ein bestimmtes negatives Verhalten hat.

Bei der Entwicklung des Kindes sind die vorgeburtliche Prägung und die psychischen Grundbedürfnisse die Grundpfeiler einer gesunden, körperlichen, emotionalen und kognitiven Entwicklung.

Hinzu kommen Familienformen, Herkunftsfamilie Geschwisterbeziehungen, entwicklungsfördernde und entwicklungshemmende Erziehung sowie die speziellen familiären Erziehungsziele, die auf die Entwicklung des Kind Einfluss nehmen.

Teil II: Schulkinder im Stress

Ein stressfreies Leben zu führen ist ein unrealistisches Ziel. Das Ziel muss sein, den Stress aktiv und wirkungsvoll in den Griff zu bekommen.

(David Spiegel, amerikanischer Psychiater, *1945)

Lernen, Lernmotivation und Gedächtnis sind wesentliche Voraussetzungen für den Lernerfolg deines Kindes.

In diesem Teil bekommst du Hinweise und Anregungen, wie du dein Kind motivieren kannst, wenn Probleme bei der Bewältigung der schulischen Anforderungen auftreten.

Du erhältst einen Überblick, welche Auswirkungen Stress über einen längeren Zeitraum auf die Gesundheit deines Kindes hat.

Das wird dir helfen, rechtzeitig auf die körperlichen und psychischen Signale deines Kindes einzugehen. Das wiederum wirkt sich positiv auf die Mutter-Vater-Kind-Beziehung aus.

Was ist Stress?

Das Wort „Stress“ wird in unserem Sprachgebrauch sehr strapaziert. Jeder benutzt es bewusst oder unbewusst mehrmals am Tag. Formulierungen wie „war das ein stressiger Tag“, „wieder mal Stress“, „ich habe nur noch Stress“ sind uns allen bekannt.

In jedem Lebensbereich können wir mit Stress konfrontiert werden.

Ob er von außen oder von uns selbst kommt, ist nicht berechenbar. Ist er da, dann müssen wir uns damit auseinandersetzen.

Menschen sind sehr unterschiedlich in ihrem Denken, Fühlen und Verhalten.

Demzufolge sind auch die Wahrnehmung, die Auseinandersetzung, die Strategien, Methoden und Mittel im Umgang mit Stress sehr individuell.

Der **Stress, der positive Wirkung** zeigt, ist uns als Eustress und der **Stress, der das nicht tut** als Distress bekannt.

Erleben wir Freude, Glück, Zufriedenheit und Erfolg, dann ist unsere Stimmung auf hohem Niveau.

Sind wir jedoch ständigem Druck, hoher Belastung und Anspannung ausgesetzt, haben Angst zu versagen, dann sprechen wir von Stress, der uns nicht guttut.

Unser Körper befindet sich dann in einem Dauererregungszustand. Zu dieser Befindlichkeit kommt es, wenn der Stress langanhaltend und intensiv auf uns wirkt.

Die **Stresskontrolle**, der **Einfluss**, den wir **auf Stress** haben und unsere **Denkweise über Stress** sind weitere Faktoren, die unser Stressempfinden mitbestimmen.

Um gesundheitsschädigenden Folgen, wie körperlichen, mentalen und psychischen Problemen entgegenzuwirken, müssen wir immer den Blick auf unsere eigene Anspannungs-Erholungs-Bilanz richten.

Sind wir entspannt, dann wirkt das auf unser Umfeld. Mit anderen Worten – nur wer mit sich selbst gut umgeht, kann auch gut mit anderen umgehen.

Der Begriff „Stress“ ist kein Modewort. Er kommt aus dem Englischen und existiert bereits seit dem 14. Jahrhundert. Damals war er ein Synonym für Not und Elend. Heute steht „Stress“ für Druck, aber auch Spannung oder Beanspruchung.

Stress ist ein normales, biologisches Phänomen, eine Art Notfallprogramm. Dieser Mechanismus ist uralt.

Vor Tausenden von Jahren lebten die Menschen in anhaltender Gefahr und benötigten die Stressreaktion zum Überleben. Drohte Gefahr, waren die Menschen blitzschnell in der Lage zu fliehen oder zu kämpfen. Schließlich ging es um das nackte Überleben.

Auch in der heutigen Zeit ist der uralte Mechanismus noch aktuell. Die Gefahren (Stressoren) haben sich zwar geändert, dennoch ist die Wirkung von Stress hilfreich, da sie uns alarmiert und somit schützt.

Wir geraten in Stress durch verschiedene Stressauslöser (Stressoren). Nicht nur schwerwiegende oder seltene Ereignisse, auch unerwartete und plötzlich wie aus dem „Nichts“ auftretende und nervenaufreibende Situationen lösen in uns ein unangenehmes und bedrückendes Gefühl aus.

Diese Stressoren können uns belasten und aus dem Gleichgewicht bringen.

Sie wirken bei jedem Menschen auf das Verhalten, den Körper und die Psyche sehr unterschiedlich.

Was stresst uns?

Es gibt vier Arten von Stressauslösern (Stressoren):

1. physikalische Stressoren

Beispiel 1: Lärm

Wir kennen das unangenehme Gefühl, wenn es ständig laut und schrill um uns herum ist. Ist dieser Zustand kurzweilig, dann können wir damit umgehen. Problematisch wird es, wenn kein Ende absehbar ist.

Das trifft auch für Kinder zu. Durch ständiges Stören beim Lernen, beim Hausaufgaben machen, beim Spielen oder beim abrupten Abbruch der Aktivität/Beschäftigung des Kindes durch die Bezugspersonen wird die Lust auf Lernen bald zum Frust.

Beispiel 2: Reizüberflutung

Durch die Sinne werden viele Reize gleichzeitig aufgenommen, z. B. Informationen aus den Medien, unterschiedlich sich überlappende Gespräche im privaten und öffentlichen Bereich und zahlreiche optische Eindrücke.

Dadurch entsteht die Gefahr, die Reize nicht mehr verarbeiten zu können. Das kann zur Überforderung führen.

2. Leistungsstressoren

Charakteristische Leistungsstressoren sind Überforderung durch Leistungs- und Termindruck. Kinder haben oft einen Wochenterminplan, der mit dem eines Erwachsenen vergleichbar ist.

Schule steht an erster Stelle. Erst nach der Erledigung der schulischen Verpflichtungen folgen die Freizeitaktivitäten.

Die Förderung des Kindes, vor allem, wenn es um seine Interessen und Begabungen geht, ist wichtig, aber weniger ist mehr.

3. soziale Stressoren
Durch erheblichen Leistungsdruck rückt immer mehr Mobbing- und Konkurrenzverhalten in den Mittelpunkt des Lebens.

Damit kommen Kinder oft nicht klar.

Probleme und Konflikte in der Schule mit Freunden oder im Verein verändern ihr Verhalten. Achte auf diese Veränderung und sprich mit deinem Kind darüber.

4. körperliche Stressoren
Zu den körperlichen Stressoren zählen unter anderem Verletzungen und Dauerschmerzen sowie Krankheit und körperliche Beeinträchtigung.

Auch Hunger und Durst haben negative Auswirkungen auf unser Wohlbefinden. Bei Hunger werden Stresshormone ausgeschüttet, die zu psychischem Stress führen. Der Körper reagiert mit Unruhe.

Bei länger anhaltendem Durst trocknet der Körper durch fehlende Wasserzufuhr aus.

Wie entsteht Schulstress?

Das Wort „Stress“ ist den meisten Kindern bekannt. Sie drücken damit ihre Befindlichkeit aus.

In meinen Kursen „Entspannungstraining für Kinder“ habe ich zu Beginn des Trainings folgende Fragen gestellt:

Was verstehst du unter Stress?

Was stresst dich und wie fühlst du dich bei Stress?

Wörtliche Wiedergabe der Antworten von Kindern der dritten, vierten und fünften Klasse:

- *Stress ist, wenn ich mich schlecht fühle.*
- *Stress ist, wenn ich nicht das bekomme, was ich will.*
- *Stress ist, wenn ich brechen muss und Kopfschmerzen habe.*
- *Wenn ich einen Eintrag kriege, dann klopft mein Herz schnell.*
- *Wenn die Lehrerin sagt, wir schreiben eine Arbeit, dann habe ich Angst.*
- *Wenn ich zu viele Hausaufgaben machen muss, dann werde ich wütend und mache gar nichts.*
- *Stress ist, wenn ich schwitzige Hände habe.*
- *Stress ist, wenn ich Bauchschmerzen kriege.*
- *Stress ist, wenn ich nichts essen kann.*
- *Stress ist Lampenfieber, wenn ich etwas vortragen soll.*
- *Stress ist, wenn ich viele Termine am Tag habe.*
- *Schulstress, ich lerne und dann bin ich aufgeregt und vergesse das.*
- *Wenn ich eine schlechte Note bekomme und die Eltern schimpfen, dann heule ich.*
- *Ich habe Stress, wenn ich das Zeugnis kriege, dann tut mir der Bauch weh.*
- *Streit in der Schule mit anderen, das macht mich traurig.*
- *Wenn ich keine Zeit für Fußball habe, dann raste ich aus und werde wütend.*
- *Ich habe oft nach der Schule Stress. Das heißt Schulstress.*
- *Stress ist wenig Zeit zum Spielen, das macht mich traurig.*

- *Stress ist, wenn ich immer mein Zimmer aufräumen muss.*
- *Morgens beim Aufstehen, dann ist Stress mit den Eltern.*
- *Wenn ich etwas nicht schaffe, kriege ich Wut.*
- *Ich habe Stress, wenn wir eine Klassenarbeit schreiben. Dann schlägt mein Herz laut.*
- *Wenn ich in der Schule einen Test schreibe und nur noch eine Minute habe, dann kommt der Schweiß.*
- *Ich mag nicht, wenn wir eine Deutscharbeit schreiben.*
- *Ich kriege Stress, wenn ich mein Zimmer aufräumen muss. Da sage ich leise schlechte Wörter zu meiner Mutter.*
- *Wenn ich zu spät zur Schule komme, dann kriege ich einen roten Kopf.*
- *Wenn ich eine Klassenarbeit schreibe und nicht geübt habe, dann ärgere ich mich.*

Weitere Fragen: Wer stresst dich und wie fühlst du dich dabei?

Einige Kinderantworten – wörtliche Wiedergabe:

- *Wenn ich einen Film gucken will, sagt meine Mutter: mach aus. Ich habe schon mal blöde Kuh zu ihr gesagt.*
- *Wenn meine Mutter sagt, ich soll mein Zimmer aufräumen.*
- *Meine Mutter sagt, ich soll nicht nerven, aber ich frage nur was, das finde ich dann doof.*
- *Mein Vater, der schreit immer gleich rum, da habe ich Tränen und bin wütend auf ihn.*
- *Mein Vater will immer, dass ich zum Fußball gehe, will ich aber nicht, ich kriege Wut.*
- *Stress mit den Eltern, macht mich traurig und wütend.*
- *Familie, die nerven manchmal alle.*
- *Manche Lehrer, die immer meckern, dann habe ich keine Lust mehr.*

- *Manche Kinder in der Klasse machen mich wütend.*
- *Mein Freund will immer nur doofe Spiele mit dem Handy spielen, da werde ich wütend auf den.*
- *Wenn sich andere prügeln, da habe ich schon gelacht.*
- *Wenn sie lachen, weil ich keine richtige Antwort weiß, dann geht's mir schlecht und ich schäme mich.*

Die Antworten der Kinder lassen erkennen, dass nicht nur die Schule ihnen Stress bereitet.

Experten sind sich einig, Schulkinder haben „Stress" und leiden darunter. Er kann aus verschiedenen Gründen auftreten.

Im Vordergrund steht der Leistungsstress in der Schule. Er entsteht, wenn Kinder in einer bestimmten Zeit viel lernen müssen.

Problematisch wird es dann, wenn das Lernpensum sie an ihre Grenzen bringt und sie den Unterrichtsstoff nicht verstehen. Sie fühlen sich überfordert und unter Druck gesetzt.

Diesen Druck bekommen Kinder schon im Vorschul- und Grundschulalter zu spüren.

Sie haben Angst vor Klassenarbeiten, Angst vor schlechten Noten, vor mündlichen Prüfungen, Angst davor, vor der Klasse zu sprechen, ausgelacht zu werden, wenn sie schlechte Noten bekommen oder auf Fragen falsch antworten. Sie fürchten auch die Reaktionen von Mutter und Vater.

Das Thema „Versetzung" in die nächste Klassenstufe trägt auch zum Leistungsstress bei. Erreicht das Kind das Klassenziel nicht, kommen Selbstzweifel und Angst vor den Reaktionen seines schulischen und häuslichen Umfeldes auf.

Unter Schulstress ist auch **sozialer Stress** zu verstehen. Streit mit Mitschülern, Mobbing, komplizierte Schüler-Lehrer-Beziehungen, erzeugen bei Kindern Stress.

Schulkinder können Leistungsdruck und sozialen Stress so stark empfinden, dass sie unter körperlichen und seelischen Problemen leiden.

Außerschulische Aktivitäten können für Kinder ebenso mit Stress verbunden sein, wenn sie überhandnehmen. Kinder trauen sich nicht zu sagen, dass es ihnen zu viel ist oder sie gar keine Lust mehr haben, einer bestimmten Freizeitaktivität nachzugehen. Sie möchten ihr Umfeld und vor allem Mutter und Vater nicht enttäuschen.

Frage dein Kind in bestimmten zeitlichen Abständen, ob das, was es macht, noch passt. Dabei sollte ein Gespräch auf Augenhöhe und in einer ruhigen Atmosphäre stattfinden und nicht so nebenbei mal schnell nachgefragt.

Nicht jeden Tag muss eine Aktivität geplant sein. Kinder brauchen Zeit für sich, zum Spielen und um sich mit Freunden zu treffen.

Jedes Kind ist unterschiedlich, und so unterschiedlich sind auch die Reaktionen auf Stress. Deshalb ist es wichtig, dass sie früh (ganz besonders mit Eintritt in die Schule) beginnen, Strategien zu erlernen, wie sie Stress vorbeugen und bewältigen können.

Schule ohne Stress gibt es nicht. Für Kinder ist der tägliche Gang zur Schule wie der Gang der Erwachsenen zur Arbeit.

Schule ist ihre Arbeit und Arbeit in der Schule bedeutet für Kinder, vorrangig zu lernen. Beim Lernen kommt es manchmal zu Stress, das solltest du deinen Kindern vermitteln.

Lernen

Lernen ist Informationsverarbeitung und Erwerb von Wissen. Wenn die Informationen verarbeitet und das erworbene Wissen in unserem Gedächtnis abgespeichert sind, verändert sich unser Verhalten aufgrund des angeeigneten Wissens.

Kinder lernen in der Schule lesen, rechnen und schreiben. Das Wissen können sie täglich auch außerhalb der Schule anwenden. Das stärkt ihr Selbstbewusstsein und ihre Unabhängigkeit.

Das Wichtigste beim Lernen ist, dass Kinder ihre eigenen Fähigkeiten selbst einschätzen können, dann wird Lernen zum Erfolg. Kinder müssen aus ihrem Blickwinkel lernen und nicht aus dem der Erwachsenen. Mütter und Väter meinen es gut, wenn sie Ratschläge geben. Diese sind nicht immer gut für das Kind.

Beispiel:
Moritz lernt gern auf dem Fußboden. Er liegt auf dem Bauch und hält den Lernstoff vor sich. Mutter und Vater finden das gar nicht gut und meinen, so kann man nicht lernen. Das wird so nichts. Moritz soll am Schreibtisch lernen. Das findet er nicht gut, denn er lernt am besten liegend auf dem Fußboden. Die Eltern sollten das akzeptieren.

Wenn es deinem Kind schwer fällt zu lernen, bewerte nicht ständig die Leistungen, wie z. B. „Du hast ja schon wieder eine schlechte Note geschrieben“, „Du musst mehr lernen und dich anstrengen“, sondern ermutige mit Worten, die keine Versagensängste hervorrufen.

Plant gemeinsam, wie sich dein Kind auf die nächste Leistungssituation vorbereiten kann. Das motiviert und bringt Freude beim Lernen.

Lernen muss organisiert werden. Zeige deinem Kind, was zu einem gut vorbereiteten Schultag gehört. Dazu verwende den Stundenplan für den jeweiligen Tag. So könnt ihr nichts vergessen. Macht die Vorbereitung zunächst gemeinsam. Gib deinem Kind Zeit, bis es das allein schafft.

Jedes Kind ist unterschiedlich. Wenn es dir dann doch zu lange dauert, dann übernimm nicht die Aufgaben, die zu den Pflichten deines Kindes gehören. Das gilt für alle Bereiche.

Dein Kind gewöhnt sich daran, weil es gelernt hat, wenn es bei mir nicht so schnell funktioniert, dann erledigt die Mutter oder der Vater für mich die Aufgaben.

Erzeuge bei deinem Kind das Gefühl

„Ich kann das noch nicht",

nicht das Gefühl

„Ich kann das nicht, ich bin zu doof".

Lernen funktioniert am besten:

- Wenn bei Kindern das Interesse für das zu Lernende geweckt wird.
- Wenn alle Sinne angesprochen werden.
- Wenn Wissen anschaulich mit Hilfe von Anschauungsmaterial vermitteln wird.
- Wenn Verknüpfungen zu bereits erworbenem Wissen hergestellt werden.
- Wenn Gestik, Mimik und die Stimme die Wissensvermittlung positiv beeinflussen.

- Wenn ein dem Alter entsprechendes Lerntempo vorgegeben wird.
- Wenn Lerninhalte durch Wiederholungen langfristig vertieft werden.
- Mit Anerkennung und Wertschätzung der Leistungen durch Mutter/Vater und Lehrer.

Du musst nicht alles wissen, was dein Kind lernt. Wichtig sind

- Zuspruch und Einfühlungsvermögen,
- Liebe, die unabhängig von seinen Leistungen gezeigt werden muss,
- Verständnis bei Misserfolgen und Lob für erbrachte Anstrengungen.
- Versprechungen und Bestrafungen helfen dem Kind nicht, sie sind kontraproduktiv für die Motivation.
- Begleite den schulischen Alltag deines Kindes mit Interesse.
- Kooperiere mit deinem Kind und beschränke dich nicht nur auf Kontrolle.

Lernen hört nach der Schule nicht auf. Wir lernen in der Ausbildung, beim Studium, in der Ausübung unseres Jobs und in der beruflichen Weiterbildung. Lernen ist auch in unserem privaten und gesellschaftlichen Umfeld ein ständiger Begleiter. Lernen ist keine Frage des Alters. Wir lernen lebenslang.

Lerntheorien

Lerntheorien untersuchen Veränderungen des menschlichen Verhaltens und Denkens, die nicht auf angeborene Reaktionen (z. B. Reflexe) oder Reifung zurückzuführen sind.

Wie funktioniert Lernen? Diese Frage hat sich die Psychologie zur Aufgabe gestellt. Dadurch entwickelten sich im Laufe der Zeit drei klassische Lerntheorien.

1. Behavioristische Lerntheorien
Klassische Konditionierung und Operante Konditionierung sind behavioristische Lerntheorien.

Beispiel: Klassische Konditionierung (Schule)
Die Verbindung zwischen Klingelzeichen und dem Beginn einer Unterrichtsstunde.

Das Klingelzeichen hatte ursprünglich keine besondere Bedeutung für die Schüler. Durch wiederholtes lautes Ertönen des Klingelzeichens zu dem Zeitpunkt, wenn die Unterrichtsstunde beginnt, lernen die Schüler, diese beiden Ereignisse miteinander zu verbinden.

Mit der Zeit reicht allein das Ertönen des Klingelzeichens aus, um bei den Schülern eine Reaktion hervorzurufen, die mit dem Beginn des Unterrichts verbunden ist.

Bei dem Beispiel wird ein neutraler Reiz (Klingelzeichen) mit einem unbedingten Reiz (Unterrichtsbeginn) gepaart, um eine bedingte Reaktion (Vorbereitung auf den Unterricht) hervorzurufen.

Beispiel: Operante Konditionierung
Ein Schulbeispiel ist das Belohnungssystem in der Klasse. Hierbei werden die Schulkinder für gewünschtes Verhalten belohnt, um dieses Verhalten zu verstärken und zu fördern. Es kommt des Öfteren vor, dass Schulkinder zu spät zum Unterricht erscheinen.

Die Lehrerin möchte, dass alle Kinder zum Unterricht pünktlich erscheinen. Sie führt ein Belohnungssystem ein, bei dem die Kinder, die pünktlich zum Unterricht in der Klasse sind, Punkte sammeln können. Diese Punkte sind einsetzbar für kleine Belohnungen, die die Lehrerin vorab mit den Kindern bespricht.

Die Kinder lernen, dass pünktliches Erscheinen mit positiven Konsequenzen verbunden ist. Dadurch wird das gewünschte Verhalten verstärkt. Die Wahrscheinlichkeit erhöht sich, dass die Kinder in Zukunft pünktlich zum Unterricht erscheinen.

Die operante Konditionierung ist nicht nur auf positive Verstärkung beschränkt, sondern kann auch negative Verstärkung und Bestrafung beinhalten.

Die Anwendung von Strafen in der Schule kann negative Auswirkungen auf das Selbstwertgefühl und die Motivation der Kinder haben. Daher ist es ratsam, alternative Methoden, wie z. B. das Setzen von klaren Erwartungen und Regeln zu bevorzugen.

Mütter und Väter, die bei der Erziehung die „Strafe" als Allheilmittel und als einzige Erziehungsmethode betrachten, kommen selbst schnell in Stresssituationen. Zuerst drohen sie ihrem Kind mit einer milderen Strafe, wie mit den Worten: „Wenn du jetzt nicht sofort … dann …"

Diese Drohung wird zunächst wenig Wirkung zeigen bzw. gar keine. Das führt bei Müttern und Vätern nicht selten zur Hilflosigkeit, und sie reagieren schnell mit Wut und Verärgerung. Ihre Aufforderungen bringen sie mit lauter Stimme oder Beschimpfungen zum Ausdruck. Diese beinhalten oft Beleidigungen. Damit legen sie den Grundstein für die Anwendung härterer Strafen. Sie glauben, dass es dann funktionieren wird. Es funktioniert nicht. Kinder lernen, dass man mit aggressiven Verhalten seine Interessen durchsetzen kann.

Dass es auch anders geht, verdeutlicht folgendes Beispiel:

Die Unordnung im Kinderzimmer ist immer wieder ein Problem in vielen Familien.

Die Kinder schaffen es nicht, das Zimmer nach dem Spielen oder anderen Aktivitäten aufzuräumen. Mutter und Vater sind es leid, immer wieder zu ermahnen. Letztendlich werden Strafen angedroht, wie Hausarrest, Fernseh- oder Handyverbot. Das sind nur kurzfristige Lösungen. Langfristig wird es keine Erfolge geben.

Der Kreislauf wiederholt sich immer wieder, wenn er nicht durch Konsequenz gestoppt wird.

Kinder räumen nicht auf, Mutter/Vater ermahnen, dann folgt das Schimpfen und letztendlich die Androhung von Strafen.

Vorschlag zum Beispiel „Zimmer aufräumen"

Du teilst deinem Kind mit, dass es das Kinderzimmer zweimal in der Woche zu festgesetzten Terminen gründlich aufräumen soll.

Dein Kind entscheidet, an welchem Wochentag und zu welcher Zeit es aufräumen kann.

Bei schulischen Verpflichtungen kannst du den Termin variabel festlegen und dem Alter des Kindes entsprechend an den Aufräumtermin erinnern.

Sollte dein Kind die Termine nicht einhalten, folgt die Konsequenz. Diese besprichst du mit dem Kind: Lege eine **Konsequenz** fest, die für dein Kind auch wirksam ist. Verzichte auf Formulierungen wie „Du bist unmöglich“ oder „merke dir das nun endlich mal“.

In diesem Fall bekommt die Konsequenz etwas von Rache oder auch Strafe. Hält dein Kind die Vereinbarung wiederholt nicht ein, sprich mit ihm über die Gründe.

Die Vereinbarung kann somit überprüft und gegebenenfalls angepasst werden. Kinder betrachten Konsequenzen, wie gut sie auch vereinbart sind, immer als frustrierend und nervig. Nichtsdestotrotz ist es wichtig, dass Kinder lernen, mit Frustration umzugehen, da sie zum Leben gehört.

An dieser Stelle möchte ich kurz auf den Unterschied zwischen Konsequenz und Strafe hinweisen.

Konsequenzen sollen beim Kind Einsicht erwecken. Diese müssen dem Kind, bevor es die Grenze überschreitet, klar sein. Es erfolgt hier eine „Wenn-dann"-Verknüpfung, wie im Beispiel „Kinderzimmer aufräumen" beschrieben. Sie werden gemeinsam, mit gegenseitigem Respekt und in einem ruhigen Tonfall formuliert.

Strafen erzeugen immer Schuldgefühle beim Kind „Ich bin nicht gut genug!" und bei Mutter und Vater „Ich kann nicht gut erziehen". Das führt zur Rechtfertigung der mütterlichen und väterlichen Aggression. „Wenn mein Kind immer auf mich hören würde, dann hätte ich keinen Grund, mein Kind zu bestrafen." Eine Strafe unterbricht das unerwünschte Verhalten des Kindes, aber auf Dauer wird kein erwünschtes Verhalten erreicht.

Bei häufiger Bestrafung ist nicht ausgeschlossen, dass das Kind Rache- und Vergeltungsfantasien entwickelt. Es gibt keine leichten Strafen. Die Wirkung nutzt sich mit der Zeit ab, und die Strafen werden immer härter. Erwünschtes Verhalten kann beispielsweise durch Aufmerksamkeit, Erklären und Vorbild von Mutter und Vater erreicht werden.

2. Kognitive Lerntheorien

Dazu gehören das Beobachtungslernen und das Lernen durch Einsicht.

Beispiele: Beobachtungslernen

Kinder schauen mehr auf das, was die Eltern tun, als zu hören, was sie sagen.

(Marie von Ebner-Eschenbach, 1830-1916)

Beobachtungslernen im häuslichen Umfeld bezieht sich auf das Lernen von Verhalten durch Beobachtung und Nachahmung von Familienmitgliedern.

Kinder lernen nicht nur durch direkte Anweisung oder Belohnung, sondern auch durch das Beobachten und Nachahmen des Verhaltens von Müttern/Vätern, Geschwistern und anderen Familienmitgliedern.

Beispiel 1:

Marie beobachtet, wie ihre Mutter regelmäßig Sport treibt und gesunde Mahlzeiten zubereitet. Sie wird inspiriert, selbst aktiver zu sein und gesunde Ernährungsgewohnheiten zu entwickeln.

Beispiel 2:

Leon und Mathilda beobachten, wie ihr Vater geduldig und respektvoll mit anderen Menschen umgeht. Die Kinder lernen, dass es wichtig ist, anderen Menschen mit Freundlichkeit und Respekt zu begegnen.

Beispiel 3:

Vincent beobachtet, wie seine zwei älteren Geschwister stets gewissenhaft ihre Hausaufgaben machen, danach lernen und noch Zeit übrighaben, um ihren Interessen nachzugehen.

Sie bekommen immer gute Noten in der Schule und werden oft von den Lehrern, von Mutter und Vater gelobt. Kürzlich konnten sie sich sogar einen Ausflug ihrer Wahl wünschen.

Vincent wird durch das Verhalten seiner Geschwister motiviert. Er nimmt sich fest vor, Hausaufgaben gleich zu erledigen, danach noch etwas zu lernen und sich in der Schule anzustrengen.

Beobachtungslernen in der häuslichen Umgebung kann sowohl positives als auch negatives Verhalten beeinflussen.

Es ist wichtig, dass alle Familienmitglieder bewusst darauf achten, welches Verhalten sie vorleben, da Kinder dazu neigen, das Verhalten von Mutter, Vater und Geschwistern und anderen Bezugspersonen nachzumachen.

Beispiel: Lernen durch Einsicht

Das Lernen durch Einsicht ermöglicht Schulkindern, über bloßes Auswendiglernen von Informationen hinauszugehen. Es fördert das kritische Denken, die Problemlösefähigkeit und die Fähigkeit, Wissen auf neue Situationen anzuwenden.

Es sollte allerding nicht nur das Auswendiglernen von Fakten im Mittelpunkt stehen, sondern auch auf die Anwendung des Gelernten in der realen Situation.

Lernen durch Einsicht kann eine effektive Methode sein, um langfristig Wissen aufzubauen. Es erfordert jedoch Zeit, Geduld und aktive Beteiligung.

3. Konstruktivistische Lerntheorien

Individuelle Repräsentation von Wissen und eigenständiges Lernen sind konstruktivistische Lerntheorien.

Der Lernprozess kann länger dauern, da eigenständig Wege zum Lernen gefunden werden müssen. Ein hohes Maß an Eigenverantwortung kann Menschen überfordern, so dass sie das Interesse verlieren.

Beispiel: Individuelle Repräsentation von Wissen
In einigen Fächern ist es möglich, dass Kinder in Gruppen arbeiten und gemeinsam Probleme lösen. Sie werden angeregt, ihre eigenen Lösungswege zu finden und zu erklären.

Der Lehrer sammelt die verschiedenen Ansätze und diskutiert sie mit den Kindern. So wird ein tiefes Verständnis für verschiedene Konzepte entwickelt.

Beispiele: Eigenständiges Lernen
Eigenständiges Lernen bezieht sich auf die Fähigkeit, unabhängig und selbstgesteuert Wissen zu erwerben und neue Fähigkeiten zu entwickeln.

Beispiel 1:
Max führt ein eigenes Projekt zum Thema seiner Wahl durch. Er muss dazu in Büchern, Internetquellen und vielleicht auch durch Befragungen von Experten Informationen sammeln.

Das Wissen kann Max in Form eines mündlichen oder schriftlichen Berichts zusammenfassen. Für den gesamten Prozess, wie Planung, Durchführung und Bewertung ist Max selbst verantwortlich.

Er entwickelt so die Fähigkeiten des eigenständigen Lernens.

Beispiel 2:
Kinder der 4. Klasse erhalten als Hausaufgabe in Deutsch ein Buch ihrer Wahl (altersentsprechend) zu lesen. Dafür haben sie zwei

Wochen Zeit. Nach dem Lesen sollen sie eine kurze Beschreibung des Buchinhaltes verfassen oder eine Zeichnung zu einem bestimmten Absatz des Buches anfertigen.

Die Kinder entwickeln die Fähigkeit zum Erfassen von Inhalten. Die Fähigkeit, sich zu konzentrieren, wird dabei besonders geschult.

Vorteile des eigenständigen Lernens sind unter anderem die Förderung der Motivation, Selbstdisziplin und des Selbstvertrauens.

Lernmotivation

Motivation ist das Streben nach bestimmten Zielen. Es erfordert konsequentes Handeln, dieses Ziel zu erreichen.

Motivation ist der Schlüssel zum Erfolg und bester Treibstoff für die Lust an mehr Wissenserwerb.

Mit dem Schuleintritt wollen Kinder viel lernen. Ihre Lernmotivation ist noch groß. Sie fragen ständig „wie, wieso, weshalb, warum". Sie hinterfragen das Neue und geben keine Ruhe, bis sie mit der Antwort zufrieden sind. Sie lernen mit Freude.

Das ist eine der wichtigsten Kriterien für den Lernprozess, in dessen Ergebnis der Erfolg steht.

Grundschüler strengen sich oft für ihre Mütter, Väter und auch für Lehrer, die sie mögen, besonders an. Deren Lob ist ihnen wichtig. Sie denken noch nicht daran, was sie nach der Schule für einen Beruf ausüben. Sie fühlen sich glücklich, wenn sie gute Noten bekommen und dadurch mehr Aufmerksamkeit erhalten. Das steigert ihre Motivation, sich weiter anzustrengen.

Wenn die Anforderungen wachsen und erste Wissenslücken entstehen, kann die Motivation sinken oder sogar verloren gehen. Das passiert dann, wenn viele Lücken in einem oder in mehreren Fächern entstehen.

Einige gravierende Fakten haben einen negativen Einfluss auf die Motivation.

Die Lust am Lernen lässt nach, wenn Kinder unter **Druck** stehen, weil sie den **Erwartungen** von Mutter, Vater und der Schule nicht gerecht werden. Sie fühlen sich eingeschränkt und können sich nicht mehr frei entfalten.

Der Unterricht ist nach festen Rahmenplänen aufgebaut und das Wissen und die Fakten müssen für das bestimmte Schuljahr in ihrer Gesamtheit vermittelt werden, um das Ziel (hier Lehrplanziel), das verbindlich vorgegeben ist, zu erreichen.

Das Tempo ist für alle Schüler **gleich**, aber es sind nicht alle Schüler gleich. Das eine Kind lernt schnell, das andere braucht etwas mehr Zeit.

Deswegen ist das Kind, das mehr Zeit braucht, nicht schlechter. Demzufolge bleibt wenig Zeit für Wiederholungen oder eigene Lernimpulse.

Ein weiterer Faktor für sinkende Lernmotivation ist eine **abstrakt aufgebaute Wissensvermittlung.**

Wenn Kinder den Unterrichtstoff nicht begreifen und verarbeiten, dann entstehen Verständnislücken und sie können weiteres Wissen auf dem vorhandenem nicht aufbauen. Das Gehirn vergisst schnell, wenn kein Bezug vorhanden ist.

Kinder, die nicht motiviert sind, setzen sich nicht mit dem Unterrichtstoff auseinander. Dafür sind viele Ursachen möglich. Diese Schüler konnten vielleicht noch nicht die Erfahrung machen, dass sich Anstrengung lohnt.

Möglich ist auch, dass sie oft Misserfolge, trotz intensiven Lernens, hinnehmen mussten.

Wenn Kindern das oft passiert, resignieren sie. Sie verweigern zu lernen, konzentrieren sich nicht, sind nicht aufmerksam, haben keine Ausdauer bei der Erledigung von Aufgaben, stören den Unterricht und machen keine Hausaufgaben.

Deshalb müssen sich Anstrengungen auch lohnen. Besonders wichtig ist das für die Kinder, die wenig oder gar nicht erfolgreich sind.

Hier einige Möglichkeiten, die **Lernmotivation** bei deinem Kind zu steigern, die du jederzeit anwenden kannst.

1. Schaffe eine gute Lernumgebung für dein Kind.
Sie ist Vorrausetzung für erfolgreiches Lernen.

Dazu zählen:

- Ein Zimmer, wo das Kind in Ruhe lernen kann,
- Lernvorhaben vorbereiten, keine Störungen während des Lernens,
- Raumtemperatur vor dem Lernen prüfen,
- Schreibtischgröße/Schreibtischhöhe und Schreibtischsitzgelegenheit dem Kind anpassen,
- Lernvorhaben vorbereiten (Bücher, Hefte, Schreibutensilien etc.),
- lockere und bequeme Kleidung.

2. Lobe dein Kind gezielt.
Verwende keine allgemeinen Aussagen wie z. B. „super, toll".

- Wenn dein Kind Fortschritte gemacht hat, auch bei kleinsten Fortschritten. Nenne die Fortschritte und sprich mit deinem Kind darüber.
- Wenn es selbstständig gelernt hat.
- Lob es auch bei Noten, die noch nicht deinen Vorstellungen entsprechen. Es zählt, dass sich das Kind angestrengt hat und erkennt, was es beim nächsten Mal besser machen kann.
- Wenn es die Hausaufgaben ohne Aufforderung erledigt hat.

3. Entwickle eine selbstbestimmte Lernmotivation beim Kind.

- Erkläre deinem Kind, was es alles mit dem angeeigneten Wissen machen und verändern kann. Das Erklären ist dann erfolgreich, wenn dadurch beim Kind ein innerer Antrieb geweckt wird, wie „Ich will das lernen", damit ich das, was ich unbedingt erreichen will, machen kann.

4. Regelmäßiges Wiederholen

- Mit regelmäßigem Wiederholen werden Wissenslücken geschlossenes. Das ist z. B. eine gute Vorbereitung auf die nächste Leistungskontrolle.

5. Schulprobleme besprechen

- Schulprobleme nicht mit anderen Bezugspersonen besprechen. Das Kind fühlt sich vorgeführt und verliert die Lust am Lernen.
- Positive Erlebnisse aus der Schule mit anderen unbedingt teilen. Das macht das Kind stolz, und die Anerkennung der anderen motiviert das Kind.

Wie motiviert ist dein Kind?
Um das herauszufinden, kannst du beispielsweise wie folgt vorgehen. Vorrausetzung ist eine entspannte, ruhige Atmosphäre und ein Ort, wo sich dein Kind wohlfühlt.

Schreibe folgende Fragen auf und lass sie dein Kind schriftlich oder mündlich beantworten. Übe keinen Druck aus und lege kein Zeitlimit fest.

Fragen zur Einschätzung der Motivation deines Kindes

1. Was ich besonders gern mache
- in der Schule
- außerhalb der Schule

2. Was mir viel Spaß macht
- in der Schule
- außerhalb der Schule

3. Was ich sehr anstrengend finde und mich nervt
- in der Schule
- außerhalb der Schule

4. Was ich langweilig finde
- in der Schule
- außerhalb der Schule

Sprich nach der Beantwortung der Fragen mit deinem Kind darüber und legt gemeinsam, falls notwendig, konkrete Maßnahmen fest.

Gedächtnis

Gedächtnis ist die Fähigkeit des Gehirns, Informationen zu speichern, zu verarbeiten und später bei Bedarf wieder abzurufen.

Stehen wir unter Stress, der im Gehirn entsteht, wird unser Gedächtnisabruf blockiert. Der Stress sorgt dafür, dass wir uns nicht ausreichend entspannen können.

Gedächtnisblockaden führen zu „Leere“ im Kopf. Jeder von uns hat das schon erlebt.

Ausgelöst durch plötzliche und unangenehm auftretende Situationen wie Streit, Ärger, Prüfungen etc. wissen wir oft nicht, wie wir in dieser Situation handeln sollen.

So geht es auch Schulkindern. Sie haben sich vor einer Klassenarbeit sehr gut vorbereitet. Es kann dennoch passieren, dass sie im entscheidenden Moment ihr Wissen nicht abrufen können.

Klassenarbeiten oder prüfungsähnliche Situationen in der Schule können trotz hohem und intensivem Lernaufwand zu Wissensabrufblockaden führen.

Es gibt drei separat existierende Gedächtnissysteme.

1. Im **Ultrakurzzeitgedächtnis** (auch sensorisches Gedächtnis genannt) werden viele Informationen aus der Außenwelt aufgenommen und verarbeitet, die nach wenigen Zehntelsekunden wieder zerfallen.

2. Das **Kurzeitgedächtnis** ist dafür verantwortlich, Informationen für einen kurzen Zeitraum zu speichern und zu verarbeiten.

Dadurch ist es möglich, dass wir uns an Dinge erinnern, die gerade passiert sind.

Allerdings hat das Kurzzeitgedächtnis nur eine begrenzte Kapazität, deshalb können Informationen schnell vergessen werden, wenn keine Wiederholung folgt.

Nur durch Wiederholung gelangen die Informationen ins Langzeitgedächtnis.

3. Das **Langzeitgedächtnis** speichert Informationen für einen längeren Zeitraum. Es hat eine unbegrenzte Kapazität und kann so Informationen über Jahre und sogar ein Leben lang behalten.

Die Übertragung vom Kurzzeit- ins Langzeitgedächtnis kann durch Wiederholung, Aufmerksamkeit und emotionale Bedeutsamkeit der Information beeinflusst werden.

Schlafmangel, psychische Belastungen und hoher Stress können das Langzeitgedächtnis beeinträchtigen.

Auswirkungen von Stress auf die Gesundheit

Unerkannter Stress bei Kindern führt, wenn er langanhaltend ist, zu gesundheitlichen Problemen.

Er wirkt sich auf den Körper, die Psyche und das Verhalten eines Kindes aus.

Stressreaktionen sind Körperreaktionen und Reaktionen, die Gedanken, Verhalten und Gefühle negativ beeinflussen. Stressreaktionen sind Warnsignale.

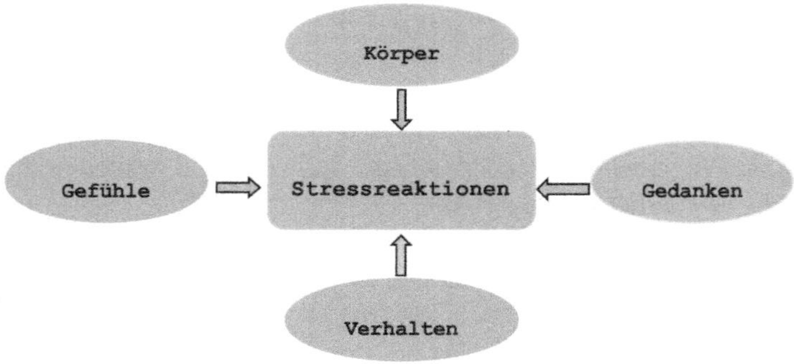

Körperlich zeigen sich Symptome wie:

- Müdigkeit und Erschöpfung,
- Schlaflosigkeit,
- Appetitlosigkeit,
- Essstörungen,
- Schwindel, weiche Knie, Zittern und Herzrasen.

Die häufigsten körperlichen Signale bei Kindern sind Bauch- und Kopfschmerzen.

Bei den negativen **Gefühlen** dominieren:

- Angst,
- Traurigkeit
- Unsicherheit,
- Hilflosigkeit,
- Ärger und Unzufriedenheit.

Stress beeinflusst die **Gedanken**, die sich in Denkblockaden, Blackouts und Konzentrationsschwierigkeiten äußern.

Stress verändert das **Verhalten.** Hektik, Ungeduld, nicht Zuhörenkönnen, Gereiztheit, Nervosität und Aggressivität sind erkennbare Verhaltensänderungen. Bei Dauerstress kann es zur Verschlechterung der kognitiven Leistungsfähigkeit kommen. Dazu zählen die Wahrnehmung, die Aufmerksamkeit, Gedächtnisleitungen, Lern- und Problemlösefähigkeit.

Schlechte Noten, die nicht typisch für das Kind sind, können erste Warnsignale sein.

Das Kind wirkt abgeschlagen und zieht sich zurück.

Bemerkst du Stressreaktionen, dann sprich mit deinem Kind über das, was dir an seinem Verhalten aufgefallen ist. Höre deinem Kind einfühlsam zu. Gib ihm zu verstehen, dass seine Probleme und Gefühle in Ordnung sind und zeige vor allem Verständnis dafür. Trefft gemeinsam eine Entscheidung über die Vorgehensweise, um das Problem zu lösen.

Das einfühlsame Zuhören hilft dir, dein Kind besser zu verstehen. Es schafft Nähe zu dir und deinem Kind, festigt und fördert die gegenseitige Beziehung.

Beispiel: Junge, 10 Jahre, hat zum wiederholten Mal eine schlechte Note geschrieben. Unterschiedliche Reaktionen von Mutter/Vater

1. Keine Reaktion

- Mutter/Vater kein Kommentar außer „Aha“ und geht an ihm vorbei.
- Kind wird ignoriert und sich selbst überlassen.
- Das kann dazu führen, dass das Kind ein aggressives Verhalten gegenüber Mutter/Vater entwickelt, da sie/er wenig Interesse am Kind und seinen Problemen zeigt.

2. negative Reaktion

- Mutter/Vater reagiert negativ: „Was soll das, hast du wieder nicht geübt? Aus dir wird wohl nichts werden."
- Dem Kind wird unterstellt, dass es nicht geübt hat, ohne genau zu hinterfragen. Das Kind wird unter Leistungsdruck gesetzt.
- Ihm wird nichts zugetraut.

3. Positive Reaktion

- Mutter/Vater reagiert, ohne zu schimpfen. Ich helfe dir, dass es das nächste Mal besser funktioniert. Wir werden gemeinsam einen Übungsplan erarbeiten.
- Hier erlebt das Kind, dass Mutter/Vater dem Kind hilft, auch wenn es in der Schule mal nicht so gut läuft.

Kein Druck, kein Schimpfen!
Verständnis bringen dem Kind Zuversicht in seine Leistungen.

Einige Tipps gegen Schulstress

Integriere Rituale und Regeln in den Tagesablauf:

- Rituale, wie z. B. regelmäßiges Entspannen, Bewegung an der frischen Luft gleich nach der Schule.
- Feste Regeln zu Lern- und Hausaufgabenzeiten vereinbaren. Das bringt Struktur in den Tagesablauf und entwickelt feste Gewohnheiten.

Achte auf die Ordnung deines Kindes:

- Ordnung in den Schulmaterialien
- Hilfeleistung bei der Schaffung von Ordnung ohne Vorwürfe.

Achte auf eine ausgewogene Ernährung:

- Bereite regelmäßig Schulbrote und Getränke zur Mitnahme vor.
- Gib dem Kind kein Geld zum Kauf von selbstgewählten Snacks.

Aktive Bewegung hilft beim Spannungsabbau:

- Schaffe Freiraum für Vorhaben deines Kindes, wie spielen, toben, mit Freunden treffen.
- Kinder sollen selbst entscheiden, wie sie ihre Freizeit gestalten möchten.

Schlafenszeit:

- Lege die Uhrzeit für das Zubettgehen fest.
- Finde feste Rituale vor der Zubettgehzeit.

Es ist wichtig, Kinder schon frühzeitig mit dem Thema „Stress“ zu konfrontieren.

Sie werden sich in ihrem Leben oft damit auseinandersetzen müssen.

Teil III: Stress vorbeugen

Es gibt weitere wichtige Faktoren, die das Stressempfinden besonders bei Kindern beeinflussen. Dazu zählen die Atmung, die Ernährung, der Schlaf, die Bewegung, die Nutzung digitaler Medien und das Mobbing.

Atmung

Die Atmung ist ein lebensnotwendiger Reflex. Ohne Atmung kein Leben. Beim Einatmen nimmt der Körper über die Lungen Sauerstoff und Energie auf, die eine aktivierende Wirkung haben. Dieser Prozess ist Voraussetzung für die Funktionsfähigkeit jeder Zelle.

Beim Ausatmen gibt der Körper Kohlendioxid ab. Dabei erfolgt eine Reinigung. Nicht mehr benötigte Stoffe werden aus dem Körper abtransportiert, das heißt, wenn wir lang ausatmen, ist die Entspannung am größten.

Der Atem ist der Regulator aller körperlicher Vorgänge. Die Atmung verläuft unbewusst, aber wir können sie bewusst steuern.

Wissenswertes über den Atem

- 70 % aller Abfallstoffe des Körpers werden durch den Atem ausgeschieden,
- 20 % über die Haut, 10 % über Ausscheidungen des Verdauungstraktes und
- 80 % des eingeatmeten Sauerstoffs verbraucht das Gehirn.

Jeder Mensch hat seinen eigenen Atem. Falsche Atmung vergiftet den Atemrhythmus und versorgt den Körper nicht ausreichend mit Sauerstoff.

Die Körperhaltung wird von der Atmung stark beeinflusst und spiegelt das seelische Befinden eines Menschen wider.

Das ist auch bei Kindern sichtbar. Sie laufen langsamer, geduckt, ihre Haltung fällt in sich zusammen und der Blick ist nach unten gerichtet. Dadurch kann auch die Atmung negativ beeinflusst werden.

Eine aufrechte Körperhaltung gewährleistet eine gute und tiefe Atmung und der Atem kann dadurch fließen.

Wenn unsere Atmung ruhig fließt, dann geht es uns gut. Wir verbessern unsere Leistungsfähigkeit und stärken das Gedächtnis.

Wenn wir Angst haben oder aufgeregt sind, wird die Atmung schneller. Dann ist es angebracht zu versuchen, ruhiger zu atmen. So werden Ängste und Stress abgebaut.

Sind Atmung und Körperhaltung über einen längeren Zeitraum nicht im Einklang, dann kann es zu gesundheitlichen Problemen führen, wie z. B. Störung des Stoffwechsels.

Bei der Atmung spielen Nase und Mund eine entscheidende Rolle. Ohne Nase und Mund keine Atmung.

Die Nasenatmung ist wichtig für den gesamten Energiehaushalt. Durch ein tiefes Ein- und Ausatmen bleibt sie konstant auf einem hohen Level.

Die Mundatmung drückt die Energie. Von einer reinen Mundatmung solltest du Abstand nehmen, da sie Leistung- und Denkprozesse mindert.

Die Atmung bei Kindern im mittleren Schulalter ist der Atmung der Erwachsenen ähnlich.

Unterschiede gibt es in der schnelleren Atemfrequenz und der Tiefe der Atmung. Sie ist bei den Kindern noch geringer.

Kinder haben eine kleinere Lungenkapazität als Erwachsene, da ihre Lungen noch nicht vollständig entwickelt sind.

Kinder atmen schneller und flacher, wenn sie aufgeregt oder aktiv sind. Zur Aufregung kommt es oft am Tag.

Manchmal schon morgens, wenn Mutter/Vater ständig drängeln, sich zu beeilen.

Auf dem Weg zur Schule können Mitschüler nerven. Im Unterricht werden die Aufgaben nicht verstanden, es gibt zu viele Hausaufgaben auf, zuhause stören die Geschwister etc.

Es ist deshalb wichtig, frühzeitig richtig atmen zu lernen und die Atmung zu kontrollieren.

Das kann durch Atemübungen und Entspannungstechniken erreicht werden.

Wichtig ist auch, dass Kinder lernen, ihre Atmung zu beobachten und sich bewusst machen, wie sie atmen, um ihre Probleme frühzeitig zu erkennen.

Ernährung

Der Weise aber entscheidet sich bei der Wahl der Speisen nicht für die größere Masse, sondern für den Wohlgeschmack.

(Epikur, griechischer Philosoph, 341-270 v. Chr.)

Alle Menschen müssen essen und trinken, um zu überleben. Einen nicht unerheblichen Anteil unseres Lebens verbringen wir daher mit der Beschaffung von Nahrung und Flüssigkeit.

Der menschliche Körper besteht zu einem erheblichen Teil aus Wasser. Bei Kindern und Jugendlichen liegt er etwa bei 60 bis 70 %. Jede lebende Zelle braucht es, um zu funktionieren.

Wasser ist wichtig für die Funktionsfähigkeit unserer Gelenke, reguliert durch das Schwitzen und die Atmung unsere Körpertemperatur und transportiert Abfälle aus unserem Körper.

Hunger ist das Startsignal zur Nahrungsaufnahme und entsteht, wenn der Blutzuckerspiegel absinkt.

Das Problem des Übergewichts bei Kindern hat in den letzten Jahren zugenommen. Kinder essen zu kalorienreich und bewegen sich zu wenig. Ihr Essverhalten wird in erster Linie vom Geschmack abhängig gemacht. Schnell wird aus dem Übergewicht Adipositas.

Übergewicht und Adipositas unterscheiden sich: **Übergewicht** liegt über dem Normalgewicht. **Adipositas** bedeutet starkes Übergewicht mit krankhaft erhöhtem Körperfettanteil.

Wie sich das Essverhalten von Kindern entwickelt, wird von verschiedene Einflussfaktoren geprägt.

Am Anfang der Entwicklung stehen die **psychosozialen Faktoren.** Hier geht es darum, was das Kind über das Essen im häuslichen Umfeld lernt.

Ausgewogenes Essen ist wichtig für die Gesundheit, vor allem für die Konzentration in der Schule. Das gemeinsame Essen mit der Familie macht Spaß, und jeder kann über seinen Tag berichten.

Hinzu kommt das gemeinsame Einkaufen. Die Kinder können bei der Auswahl der Lebensmittel mitbestimmen, und gleichzeitig ist es eine gute Gelegenheit, mit Kindern über die Herkunft der Lebensmittel zu sprechen. Du kannst ihnen erklären, wie das Obst und das Gemüse angebaut und geerntet wird und dass viel Arbeit damit verbunden ist, bevor man es im Supermarkt kaufen kann. So lernen sie frühzeitig den Umgang mit Lebensmitteln und werden sensibilisiert gegen das Wegwerfen.

Oft wird leider dem Essen zu wenig Bedeutung beigemessen. Hauptsache es macht satt und die Zubereitung nimmt wenig Zeit in Anspruch, am besten Fertiggerichte, Pommes & Co.

Der **soziokulturelle Faktor** beinhaltet die leichte Verfügbarkeit von Nahrungsmitteln mit hoher Energiedichte. Das ist für Kinder ein sehr verführerischer Faktor. Sie können sich vom Taschengeld die beliebten Snacks, wie Chips, Bonbons, Gummibärchen, Pommes, Currywurst etc. vor oder nach der Schule kaufen und sie gleich vernaschen.

Genetische Faktoren sind eine hohe Fettzellenanzahl, ein niedriger Energieverbrauch und Fettpräferenzen. Falls Kinder von diesen Faktoren betroffen sind, so ist ohne entsprechende Maßnahmen von Mutter/Vater die Entstehung von Übergewicht bzw. Adipositas sehr wahrscheinlich.

10 Regeln der Deutschen Gesellschaft für Ernährung

Die Deutsche Gesellschaft für Ernährung (DGE) hat auf der Basis wissenschaftlicher Erkenntnisse 10 Regeln formuliert, die mit einem vollwertigen Essen und Trinken Wohlbefinden und Leistung fördern.

1. Lebensmittelvielfalt genießen

Abwechslungsreiches Essen steht im Vordergrund. Dabei sollten pflanzliche Lebensmittel auf dem Speiseplan nicht fehlen.

2. Gemüse und Obst – nimm „5 am Tag"

Nähr-, Ballast- und sekundäre Pflanzenstoffe tragen zur Sättigung bei. Sie senken das Risiko für Herz-, Kreislauf- und andere Erkrankungen.

Nimm 5 am Tag: 3 Portionen Gemüse, 2 Portionen Obst.

3. Vollkorn wählen

Wähle bei Getreideprodukten, wie Brot, Nudeln, Reis und Mehl, die Vollkornvariante. Vollkorn sättigt und enthält mehr Nährstoffe als Weißmehlprodukte.

Ballaststoffe aus Vollkorn senken das Risiko für Typ 1 Diabetes bei Kindern, Fettstoffwechselstörungen, Dickdarmkrebs und Herz-Kreislauf-Erkrankungen.

4. Mit tierischen Lebensmitteln die Auswahl ergänzen

Täglich Milch und Milchprodukte, wie Joghurt und Käse essen, Fisch ein- bis zweimal pro Woche. Fleisch nicht mehr als 300-600 g pro Woche.

Milch und Milchprodukte liefern verfügbares Protein, Vitamin B, Calcium.

Seefisch beinhaltet Jod, fetter Fisch wichtige Omega-3-Fettsäuren.

Fleisch enthält Eisen, Selen und Zink. Wurst enthält ungünstige Inhaltsstoffe.

5. Gesundheitsfördernde Fette nutzen
Pflanzliche Öle bevorzugen und versteckte Fette meiden. Versteckte Fette sind oft in Wurst, Gebäck, Süßwaren, Fast-Food und Fertigprodukten enthalten. Pflanzliche Öle liefern lebensnotwendige Fettsäuren und Vitamin E.

6. Zucker und Salz einsparen
Mit Zucker gesüßte Lebensmittel und Getränke sind nicht empfehlenswert. Sie sind nährstoffarm und enthalten unnötige Kalorien. Kreativ würzen kann man auch mit Kräutern und Gewürzen.

7. Am besten Wasser trinken
Der Körper benötigt Flüssigkeit in Form von Wasser. 1–1,2 Liter pro Tag sind eine gute Richtlinie.

8. Schonend zubereiten
Lebensmittel mit wenig Wasser und wenig Fett garen, dabei bleibt der natürliche Geschmack erhalten. Verbrannte Stellen enthalten schädliche Stoffe. Sie sollten entfernt werden.

9. Achtsam essen und genießen
Langsames, bewusstes Essen fördert den Genuss und das Sättigungsgefühl. Beim Essen sollte man sich Pausen gönnen und sich Zeit lassen. Nur so ist der volle Geschmack spürbar.

Wo es gutes Essen gibt, gibt es auch Glück.

(Unbekannt)

Im Folgenden sind Faktoren für ein ausgewogenes und genussvolles Essen dargestellt. Sie sind eine Empfehlung!

Du solltest nicht hungrig und in Hektik einkaufen.
Wenn Kinder dabei sind, vermittle ihnen Freude beim Einkaufen.
Beziehe deine Kinder beim Kochen und beim Zubereiten der Speisen und Getränke ein.
Übergib ihnen kleine Aufgaben. So lernen sie, mit den Lebensmitteln umzugehen und sie zuzubereiten.
Lass ihre Ideen für die Zubereitung mit einfließen. Nicht selten ist daraus schon ein eigenes Mutter-Vater-Kind-Gericht entstanden.
Lass sie die Lebensmittel in die Hand nehmen, daran riechen und sie probieren. Das bringt gute Laune und viel Spaß.
Setz dich mit den Kindern zum Essen an den gemeinsam eingedeckten Tisch

Alle, die am Tisch sitzen, essen und kauen langsam ohne Hektik, um den Geschmack des Essens zu genießen.

Am Tisch gilt die Regel:

Kein Smartphone, keine Zeitung und kein Fernsehen.

Essenszeit ist Genusszeit
ohne
jegliche Störungen!

10. Auf das Gewicht achten und in Bewegung bleiben

Vollwertige Ernährung und körperliche Aktivität gehören zusammen.

Pro Tag 30 bis 60 Minuten moderate körperliche Aktivität fördern die Gesundheit und helfen, das Gewicht zu regulieren.

Tipps für Mütter und Väter mit wenig Zeit

Ich kann mir gut vorstellen, dass jetzt einige Mütter und Väter meinen, ja, alles gut und schön, aber ich habe in der Woche wenig Zeit. Wie soll ich das alles hinkriegen?

Du bekommst es hin, wenn du folgende Tipps einmal ausprobierst. Sie sind als Anregung gedacht, du kannst sie selbstverständlich mit deinen Ideen, wie den Präferenzen von dir und deinen Kindern, variieren.

- Achte beim Einkauf darauf, dass du unverarbeitete oder wenig verarbeitete Lebensmittel, z. B. Vollkornbrot statt Weißbrot, Haferflocken statt gezuckerte Flakes, Wasser oder Fruchtsaft statt Limonade und Cola bevorzugst.
- Mineralstoffe, Vitamine und Ballaststoffe, die der Körper täglich benötigt, gehen bei der Verarbeitung von Lebensmitteln verloren. Bedenke beim Kauf von Konserven und Fertigprodukten, dass diese viel Zucker, Fett und auch Salz enthalten.
- Sollte es doch einmal ein Fertigprodukt sein, dann ergänze es mit einem Salat oder mit dem Gemüse, das deine Kinder bevorzugen.
- Die Verwendung von Tiefkühlkost ist als schnelle Variante möglich. Sie ist besser als ihr Ruf. Im stressigen Alltag ist sie eine Arbeitserleichterung. Sie ist lange haltbar und einfach in der Zubereitung. Sie ist mit anderen Angebotsformen vergleichbar und auch der Geldbeutel wird nicht strapaziert.
- Die Vorteile zeigen, dass Tiefkühlkost in Form von Obst, Gemüse, Fisch oder Fleisch für eine ausgewogene Ernährung verwendbar ist.
- Studien haben bewiesen, dass auch nach 6 Monaten Tiefkühlung noch bis zu 80 % der Mikronährstoffe enthalten sind.

- Viele Tiefkühlfertiggerichte sind nicht gesund und daher für eine vollwertige und gesunde Ernährung nicht geeignet.
- Milchmixgetränke mit Banane oder ein Jogurt mit Obst sind als Nachtisch bzw. für zwischendurch lecker und schmecken den Kindern. Auf Müsliriegel oder Milchcremeschnitten und weitere „Kinder-Milchprodukte“ solltest du besser verzichten.
- Bereite einen Teller mit geschnittenem Obst und Gemüse vor und mach dein Kind darauf aufmerksam, dass es jederzeit zugreifen kann. Die Vorbereitung nimmt nicht viel Zeit in Anspruch. So wird das Essen von Obst und Gemüse für deine Kinder zur Normalität.
- Oft ist morgens die Zeit schnell vergangen, bis alle ihren Weg antreten. Es ist daher sehr hilfreich, den Frühstückstisch schon am Vorabend zu decken und die Schulbrotboxen bereitzustellen.
- Morgens kannst du ein schnelles Müsli aus einer ungezuckerten Müsli-Fertigmischung zubereiten. Dazu isst dein Kind Obst aus der Hand.

Die Ernährungspyramide

Die Ernährungspyramide des Bundeszentrums für Ernährung verdeutlicht, was und wie viel Kinder essen und trinken können. Sie hilft, das tägliche Essen zusammenzustellen – ausgewogen, nach Vorlieben, ohne großen Verzicht und Kalorienzählen.

Alles ist erlaubt. Wichtig ist, auf die Menge, die Auswahl und die Kombination zu achten.

Die Ernährungspyramide zeigt, wie eine abwechslungsreiche und ausgewogene Ernährung aussieht. Es ist ein Portionenmodell und orientiert sich an der Esspraxis.

Sie gilt für Erwachsene ebenso wie für Kinder. Die Grundlage für eine ausgewogene Ernährung bilden Getränke und pflanzliche Lebensmittel.

Kinder müssen ausgewogen und abwechslungsreich essen. Sie benötigen während ihrer Entwicklung, ihres Wachstums viel Energie, die sie nur über die Nahrung aufnehmen können. So wird ihre Gesundheit und ihr Wohlbefinden gestärkt.

Dein Ess- und Trinkverhalten beeinflusst die Gesundheit deines Kindes heute und auch noch in späteren Jahren.

Was bedeutet eine ausgewogene und abwechslungsreiche Ernährung?

Ausgewogen heißt, Lebensmittel in bestimmten Mengen zu essen.

Dabei ist es normal, wenn wir einige Produkte bevorzugen. Wir müssen nicht alles essen und nicht jeden neuen Lebensmitteltrend mitmachen. Die Entscheidung darüber liegt bei jedem selbst. Ideal ist, wenn rund dreiviertel der Lebensmittel pflanzlich sind.

Pflanzliche Lebensmittel enthalten viele Vitamine und Mineralstoffe und haben wenig Kalorien. Davon können Kinder viel essen. Auch tierische Lebensmittel können auf dem Speiseplan stehen.

Abwechslungsreich heißt, dass möglichst viele unterschiedliche Lebensmittel gegessen werden und nicht jeden Tag Nudeln, sondern auch Reis, Kartoffeln etc.

Die folgende Abbildung verdeutlicht das Portionenmodell.

Ernährungspyramide

(eigene Darstellung – in Anlehnung an die Ernährungspyramide der Bundeszentrums für Ernährung, P=Portion)

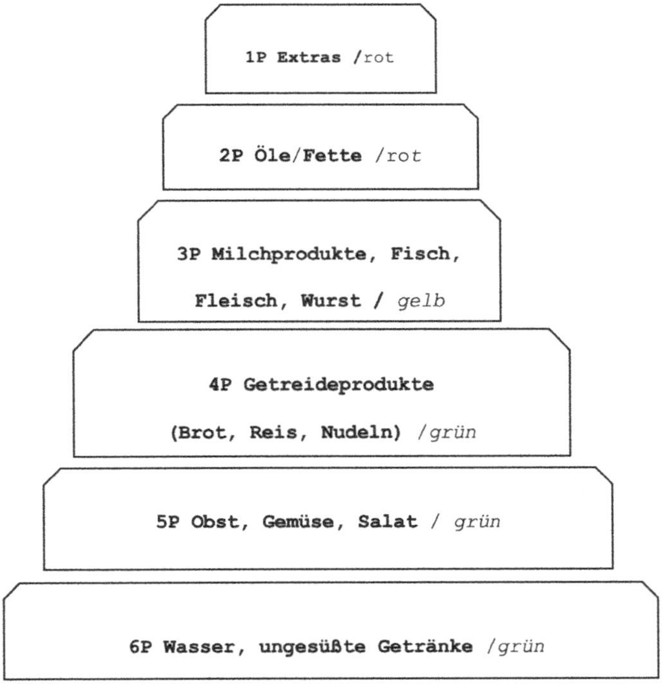
1P Extras /rot
2P Öle/Fette /rot
3P Milchprodukte, Fisch,
Fleisch, Wurst / gelb
4P Getreideprodukte
(Brot, Reis, Nudeln) /grün
5P Obst, Gemüse, Salat / grün
6P Wasser, ungesüßte Getränke /grün

Rot, grün, gelb symbolisieren die Ampel:

Bei rot bleib stehen,
bei grün kannst du gehen.
Bei gelb gib acht,
so wird's gemacht.

6 Portionen: 1 Portion = 1 Glas (250 ml)

Getränke: Wasser, ungesüßte Getränke sind im **grünen Bereich**. Sie sind die Basis des Lebens.

Ideal ist es, wenn Kinder im Alter zwischen 4 und 14 Jahren täglich mindestens 750 ml bis 1,2 Liter trinken. Im Sommer, wenn sie viel schwitzen oder beim Sport und anderen körperlich intensiven Aktivitäten, kann die Menge höher liegen. Wasser und ungesüßte Getränke sind die Durstlöscher. Fruchtsäfte und Milch zählen nicht dazu.

Tipps:

- Wenn dein Kind sehr durstig ist, lass es vorrangig Wasser trinken. Es wird bald feststellen, dass Wasser den Durst besser löscht als süße Getränke.
- Erinnere dein Kind an das Trinken. Beim Lernen, Hausaufgaben machen und beim Spielen kommt es nicht selten vor, dass das Trinken vergessen wird.
- Stelle zu jeder Mahlzeit und auch für zwischendurch Wasser bereit.
- Gib ihm für unterwegs und für die Schule immer eine Trinkflasche mit.
- Bei Ausflügen und bei sportlichen Aktivitäten Pausen einlegen und trinken nicht vergessen.

5 Portionen: Gemüse, Salat und Obst

Diese Lebensmittel im **grünen Bereich** sind wichtige Lieferanten von Vitaminen und Mineralien. Sie sorgen für geistiges, körperliches und psychisches Wohlbefinden.

Tipps:

- Eine Gemüseportion entspricht einer Handvoll deines Kindes mit zerkleinertem Gemüse.
- Eine Obstportion ist beispielsweise ein Apfel, eine Banane oder zwei Kinderhände voll Weintrauben oder Kirschen.
- Drei Portionen Gemüse und zwei Portionen Obst pro Tag sollten es sein.
- Anstelle einer Portion Obst kannst du eine Handvoll Nüsse essen.
- Kinder essen oft kein Gemüse und Obst. Das ist kein Grund, mit ihnen zu schimpfen oder es ihnen sogar aufzuzwingen. Dein Kind braucht Zeit, sich auf Gemüse und Obst einzustellen.

Wenn Machtkämpfe bezüglich des Essens von Gemüse und Obst entstehen, geht dein Kind in den Kampf und wird ihn gewinnen. Betrachte es als normal, dass dein Kind nicht alles essen möchte. Mit der Zeit ändert sich das. Wichtig ist, dass es dennoch immer wieder angeboten wird und ständig verfügbar ist. Lebe deinem Kind vor, dass du täglich Gemüse und Obst isst.

Ein Vorbild wirkt mehr als 1000 Worte.

4 Portionen: Brot, Getreide und Beilagen

Diese Lebensmittel sind im **grünen Bereich.** Sie sind wichtige Lieferanten von Kohlenhydraten, die jeder Mensch benötigt, um seinen Körper ausreichend mit Energie zu versorgen.

1 Portion Brot = 1-2 Scheiben, Getreide/Beilagen = 2 Hände voll. Fast zu jeder Mahlzeit gehören Getreideprodukte wie Brot, Nudeln oder Reis.

Vier Portionen am Tag können es sein. Achte darauf, dass mindestens die Hälfte davon Vollkornprodukte sind. Vollkornprodukte enthalten mehr Vitamine, Mineral- und Ballaststoffe als Weißmehlprodukte.

Diese Inhaltsstoffe, machen satt und sind gut für die Verdauung und den Blutzuckerspiegel.

Tipps:

- Wenn Vollkornbrot aus fein gemahlenem Mehl besteht, können die Kinder es gut kauen. Es ist dem Mischbrot sehr ähnlich.
- Dunkle Nudeln und dunklen Reis kannst du mit den hellen Varianten mischen. Das akzeptieren Kinder oft besser.
- Mach mit deinem Kind einen Brottest. So hat das Kind die Möglichkeit, verschiedene Brotsorten aus vollem Korn zu probieren.
- Dein Kind kann das Aussehen, den Geruch und den Geschmack bewerten.

3 Portionen: Milch und Milchprodukte

Diese Lebensmittel im **gelben Bereich** sind wichtige Lieferanten von Calcium, Eiweiß, Vitamin B. Sie sorgen für den Aufbau und die Stabilität der Knochen und Muskeln.

1 Portion Milch – 1 Glas (250ml), Joghurt – 1 Becher (150g), Käse – 1 Scheibe (30g), 3 Portionen Milch und Milchprodukte wie Joghurt, Quark und Käse.

Tipps:

- Manche Kinder mögen keine Milch. Sie können beispielsweise stattdessen Joghurt oder Quark essen oder schwach gesüßten Kakao trinken.
- Beliebt sind auch selbsthergestellte Mixgetränke aus frischem Obst und Milch.
- In Kartoffelpüree lassen sich auch Milchportionen verstecken.
- Fruchtjoghurts und Puddings aus dem Supermarkt enthalten oft viel Zucker. Schau vor dem Kauf genau auf die Angaben auf dem Etikett.
- Beliebt bei Kindern ist auch Naturjoghurt. Klein geschnittenes Obst oder einen kleinen Löffel Konfitüre untermischen - fertig ist die Leckerei!

+ 1 Portion: Fisch, Fleisch, Wurst, Eier

Du kennst das – dein Kind möchte am liebsten jeden Tag Würstchen in allen Variationen essen.

Drei Fleischgerichte in der Woche und zwei bis drei Eier pro Woche sind völlig ausreichend.

Verarbeitete Eier im Kuchen und im Omelett zählen ebenso dazu. Kinder mögen Fisch nicht besonders gern und wenn, dann als Fischstäbchen.

Manche Kinder lernen erst nach längerer Zeit, dass auch Fisch schmeckt. Das ist ein Lernprozess, der nicht von heute auf morgen gelingt.

Fleisch, Fisch und Eier sind Eiweiß- und Vitamin B-Lieferanten.

Tipp:

- Dein Kind mag Fischstäbchen. Wenn du die Fischstäbchen im Backofen zubereitest, kann sich die Panade nicht mit Fett vollsaugen, die Stäbchen haben weniger Kalorien und du hast ein gutes Gefühl.

2 Portionen: Öle und Fette

Benutze pflanzliche Öle und weniger tierische Fette. Lebensmittel aus dem **roten Bereich** wirken sich negativ auf unsere Gesundheit aus, wenn du zu viel davon verwendest. 1 Portion = jeweils 1,5-2 EL Öl und Streichfett. Fett ist für den Körper wichtig. Es sorgt für die Aufnahme fettlöslicher Vitamine. Ungesättigte Fettsäuren aus pflanzlichen Ölen schützen das Herz und die Gefäße.

Wähle fettreiches Essen mit Qualität in kleinen Mengen aus.

Am besten verwendest du bei der Zubereitung pflanzliche Öle, wie Rapsöl oder Leinöl. Kalt gepresste oder pflanzliche Öle sind geeignet für Salate, Dips und Rohkostgerichte. Raffinierte Öle, wie beispielweise Raps- und Sonnenblumenöl, kannst du zum Backen und Braten verwenden.

Maximal 1 Portion: Süßes (Knabbereien, Schokolade, Chips & Co)

Süßes – ein Streitthema in vielen Familien – ist im **roten Bereich.**

Kinder lieben Süßes. Das ist normal. Die Vorliebe für den süßen Geschmack ist angeboren.

Die erste geschmackliche Erfahrung, die das Neugeborene macht, ist die Muttermilch und die schmeckt süß.

Süßes und Salziges, Chips und Knabbereien, stehen hoch im Kurs bei den Kindern.

Sie sind überall erhältlich und jeder hat Zugriff von morgens bis abends.

In der Ernährungspyramide steht diese Gruppe unter Extras.

Der tägliche Bedarf an Süßem und Salzigem sollte in eine Kinderhand passen. Verbote sind hier nicht angebracht. Sie machen die Extras noch interessanter und das Verlangen wird größer.

Auch Aussagen, wie „Oma hat immer viel Schokolade gegessen, jetzt muss sie ständig zum Zahnarzt, weil ihre Zähne so schlecht sind“ berühren Kinder nicht. Sie wissen, Oma ist alt und wenn ich so alt bin – das dauert noch so lange.

Tipps:

- Vereinbare gemeinsam mit deinem Kind Naschzeiten. Diese müssen eingehalten werden – vereinbart ist vereinbart.
- Du solltest Süßes nicht rationieren. Dein Kind fühlt sich gegängelt. Auch hier sind gemeinsame Vereinbarungen von Vorteil.
- Bestärke dein Kind, sich seine Süßigkeiten selbst einzuteilen.
- Achte besonders darauf, dass dein Kind die Süßigkeit in Ruhe und bewusst genießt. Isst es bei Aktivitäten oder beim Fernsehen, dann geht die Konzentration und Erinnerung auf den Genuss verloren und das Kind wird bald erneut eine Süßigkeit einfordern. Das endet oft in Streit und Verärgerung auf beiden Seiten.
- Denke daran, dass du Vorbild für dein Kind bist. Dieser Vorbildrolle musst du auch gerecht werden, indem du nicht öfter naschst als dein Kind.
- Absolute Tabus sind Naschereien vor dem Essen oder auf nüchternen Magen.
- Sag keine Sätze wie „Du isst zuerst das Gemüse und dann gibt es eine Süßigkeit". Du machst einen Fehler. Eigentlich möchtest du, dass dein Kind Gemüse isst, aber mit deiner Ansage wertest du das Gemüse ab und die Süßigkeit auf.
- Tröste dein Kind nicht mit Süßigkeiten. Es wird auch später in stressbelastenden Situationen zur Süßigkeit greifen.
- Ein liebevolles Wort und eine Umarmung lassen dein Kind erkennen, dass du es ernst nimmst.

Wie oft sollten Kinder essen?
Fünf Mahlzeiten sind für Kinder ideal, am besten drei Hauptmahlzeiten – Frühstück, Mittag- und Abendessen sowie zwei kleine Zwischenmahlzeiten. Die erste Zwischenmahlzeit ist das Pausenbrot für die Schule und die zweite Zwischenmahlzeit gibt es am Nachmittag.

Wichtig ist das **Frühstück**. Muskeln und Gehirn müssen mit Energie wieder aufgetankt werden. Mit Wasser, Tee oder Milch, mit Müsli oder Brot, Gemüse und Obst hat dein Kind einen guten Start in den neuen Tag.

Das Pausenbrot sollte am besten Vollkornbrot, Gemüse und/oder Obst, Getränke, wie Wasser, Saftschorle oder ungesüßten Tee enthalten.

Mittagessen und Abendbrot. Einmal am Tag sollten Kinder eine warme Mahlzeit, bestehend aus Kartoffeln, Reis, Nudeln, Gemüse und Fleisch zu sich nehmen.

Die kalten Mahlzeiten kannst du ähnlich wie das Frühstück zubereiten.

Meine Erfahrungen zeigen, dass wir vieles vergessen, was wir am Tag zu uns genommen und getrunken haben.

Ich empfehle, für eine Woche ein Ernährungsprotoll mit deinem Kind zu führen. Daraus ist erkennbar, wie gesund und abwechslungsreich sich dein Kind ernährt hat.

Hinweis: Wichtig ist, alles aufzuschreiben und sich nicht selbst zu belügen.

In der Anlage A befinden sich Ernährungsprotokolle für 7 Tage.

Rezeptvorschläge für Kinder, Mütter und Väter
Vorweg einige Empfehlungen!

Verschaffe dir mit deinem Kind ein Genusserlebnis, Freude und Spaß, Lebensmittel, Obst, Gemüse und andere Zutaten gemeinsam zu einer leckeren und schmackhaften Speise zu verarbeiten. Das Erlebnis der gemeinsam zubereiteten Kreationen macht Kinder stolz und glücklich. Sie lernen, dass selbstzubereitete Speisen sehr lecker sind, da sie die Zutaten nach dem eigenen Geschmack aussuchen können.

Gehe mit deinem Kind die Zutaten für die Rezepte einkaufen. Lass dein Kind die Zutaten nach seinem Geschmack aussuchen, dann hast du die Grundlage für Lust und Freude an der Zubereitung gelegt und die Neugier auf das Ergebnis.

Stell dir vor, du fragst dein Kind: „Was möchtest du am Wochenende essen?" In jeder Familie ist die Antwort unterschiedlich. Eines haben alle gemeinsam. Die Antwort entspricht nicht immer den Vorstellungen von Mutter und Vater.

Was passiert dann? Du sagst: „Du kannst nicht immer Currywurst essen. Die ist nicht gesund und macht auch noch dick. Es gibt Kartoffeln, Gemüse und Hühnchen. Und das wird gegessen."

Die Reaktionen darauf sind von Kind zu Kind unterschiedlich. Sie maulen, motzen, jammern – alles ist möglich.

Stell daher die Frage anders: „Was wollen wir am Wochenende essen?"

Jeder macht zwei Vorschläge Mutter/Vater/Kind (bei einem Kind), bei zwei und mehreren Kindern macht jeder einen Vorschlag.

Kommt keine Einigung zustande, dann könnt ihr die Vorschläge auf einen Zettel schreiben und in die Mitte des Tisches legen. Ein vorher ausgewähltes Familienmitglied zieht einen Zettel und liest ihn laut vor. Was darauf steht, wird das Wochenendessen. Nach der Entscheidung folgt der Einkauf. Legt den Tag des Einkaufens gemeinsam fest und dann geht's los.

Einfach mal ausprobieren. Euren Eigenkreationen in der Verfahrensweise sind keine Grenzen gesetzt. Einen Versuch ist es wert.

Milchmix für 4 Personen

Dazu brauchst du:

- 1 Liter gekühlte Milch
- frisches Obst, 1 Schale Erdbeeren, 2 Bananen oder Obst deiner Wahl
- 2 Päckchen Vanillezucker
- 1 hohes Gefäß, 1 Mixer, 1 Messer, 1 Schneidebrett

So wird's gemacht:

1. Wasche das Obst gründlich. Schneide es dann in kleine Stücke. Du kannst das Obst auch schälen. Dann kommt es in das hohe Gefäß.
2. Gib zu dem Obst etwas Milch und Vanillezucker und mixe alles gründlich. Das macht Spaß. Passt gut auf, dass nichts überschwappt.
3. Gib jetzt die restliche Milch dazu und mixe wieder kräftig durch. Fertig!
4. Fülle den Mix in Gläser und genießt – mmm – lecker!

Obstquark für 4 Personen

Dazu brauchst du:

- Obst der Saison
- 1 Päckchen (250g) Magerquark
- 1 kleine Tasse (125 ml) Milch, 1,5 % Fett
- 125 ml Sahne
- 1 Päckchen Vanillezucker
- 1 Schüssel für Quark und 1 Schüssel für die Sahne
- Rührgerät, Messer, Dessertschalen

Los geht's

1. Wasche das Obst gründlich und schneide es klein.
2. Schlage die Sahne, bis sie steif ist.
3. Verrühre den Quark mit Milch und Vanillezucker.
4. Verteile das Obst in die Dessertschalen und hebe die geschlagene Sahne, den Quark mit Milch und Vanillezucker unter das Obst.

Fertig und jetzt in Ruhe genießen!

Kräuterquark

Dazu brauchst du:

- 1 Päckchen (250g) Magerquark
- Milch
- 1 Becher (150g) saure Sahne
- etwas Salz, Zitronensaft
- 1 Schüssel zum Verrühren, 1 Löffel, 1 Messer
- 1 Holzbrett

Los geht's – freue dich auf das Ergebnis!

1. Gib den Quark mit wenig Milch in die Schüssel und verrühre beides. Gib dann die saure Sahne dazu und verrühre alles.
2. Schneide Schnittlauch oder Kräuter deiner Wahl fein und rühre sie unter den Quark und die Sahne.
3. Schmecke den Quark mit etwas Salz und Zitronensaft ab.

Nun könnt ihr den Quark auf das Brot streichen und genussvoll verspeisen.

Waffeln mit Gemüse
Dazu brauchst du:

- 250 g Mehl (Dinkelmehl oder Weizenmehl)
- 2 Eier
- 250 ml Milch
- 200 g feingeschnittener Lauch
- 400 g Gemüse deiner Wahl – für den Geschmack sollten es mindesten 2 unterschiedliche Gemüsesorten sein
- etwas Mineralwasser oder Gemüsebrühe
- 1 große Schüssel, 1 Messer, 1 Schneidebrett

Jetzt kannst du loslegen:

1. Wasche das Gemüse gründlich, schneide es ganz klein oder raspele es.
2. Verrühre Mehl und Milch in einer Schüssel.
3. Gib dann das Gemüse dazu und verrühre alle Zutaten kräftig zu einem Teig.
4. Füge nun etwas Mineralwasser oder Gemüsebrühe hinzu, bis der Teig sämig bis zähflüssig ist.
5. Backe die Waffeln im Waffeleisen.

Honig-Bananen-Kekse
Dazu brauchst du:

- 1 reife Banane oder Obst deiner Wahl (Beeren, Birne etc.)
- 100 g Butter
- 100 g Honig
- 1 Päckchen Vanillezucker
- 1 Ei
- 50 g gemahlene Mandeln, 1 Teelöffel Backpulver
- 200 g Weizenmehl
- Backpapier, 2 Schüsseln, 1 Teller

Los geht's:

1. Schäle die Banane und püriere sie fein auf dem Teller.
2. Rühre Butter in der Schüssel cremig.
3. Rühre Honig, Vanillezucker und Ei nacheinander unter die Butter in der Schüssel.
4. Mische Mehl, Mandeln und Backpulver in der Schüssel und rühre die Banane unter.
5. Verrühre alles und stell es eine Stunde kalt.
6. Lege das Backpapier auf dem Blech aus und gib den Teig mit dem Löffel in kleinen Klecksen darauf. Drücke den Teig leicht flach und backe die Kekse bei 160° C.

Viel Freude und Spaß bei der gemeinsamen Zubereitung.

Guten Appetit!

Schlaf

Essen ist die halbe Nahrung, Schlaf die andere.

(Aus Schweden)

Schlaf ist ein Zustand der äußeren Ruhe. Er ist lebensnotwendig, dient der Regeneration des Körpers, der Entspannung und der Erholung. Dabei sinken der Puls, die Atemfrequenz und der Blutdruck, die Gehirnaktivität verändert sich.

Jeder Mensch hat ein individuelles Schlafbedürfnis.

Das Schlafbedürfnis ist abhängig von Faktoren wie:

- der inneren Uhr,
- dem Zustand der Erschöpfung,
- dem Abstand zum letzten Schlaf,
- dem Gesundheitszustand,
- dem Alter und der Tageszeit.

Wenn der Schlaf erholsam ist, dann fühlen wir uns körperlich, geistig und emotional entspannt und fit.

Bei Schlafmangel dagegen fühlen wir uns energie- und lustlos. Er verursacht Müdigkeit am Tage und kann unter anderem zur Verminderung der Aufmerksamkeit, des Reaktionsvermögens und zur Unfähigkeit, Probleme zu lösen, führen.

Beim Schlafen finden wichtige und komplexe Vorgänge statt, die für die Regeneration und die Entspannung von lebenswichtiger Bedeutung für unseren Körper sind.

Das betrifft:

1. **Das Gehirn**
   Das Gehirn schaltet im Schlaf nicht ab. Das neuronale Netzwerk regeneriert sich. Es bilden sich neue Gedächtnisinhalte, die im Wachzustand aufgenommen wurden und sich verfestigen.
   Des Weiteren werden in den Gehirnzellen Abfallprodukte abgebaut und wichtige von unwichtigen Informationen getrennt.
2. **Das Hormonsystem**
   In der ersten Nachthälfte werden Wachstumshormone ausgeschüttet. Sie sind wichtig für die Regeneration von Knochen, Muskeln und inneren Organen. Der Körper bereitet sich auf das Aufwachen vor.
3. **Das Herz-Kreislauf-System**
   Herzschlag und Blutdruck sinken auch in der Tiefschlafphase.
4. **Das Immunsystem**
   Natürliche Killerzelle, Antikörper und spezielle Abwehrzellen im Blut stärken die Immunabwehr.
5. **Den Stoffwechsel**
   Er läuft auf Hochtouren in der ersten Nachthälfte. Die Energiespeicher werden aufgefüllt und neue Proteine gebildet.

Temperaturregulation
Am Abend, vor dem Zubettgehen, erreicht die Körpertemperatur den Höhepunkt.

Das ist förderlich für das Einschlafen. Danach sinkt sie wieder ab. Die niedrigste Körpertemperatur haben wir in den frühen Morgenstunden.

Schlaf bei Kindern

Das abendliche Zubettgehen ist nicht immer eine Selbstverständlichkeit für Kinder. Oft müssen Mutter/Vater dazu mehrmalige Aufforderungen aussprechen.

Wenn Kinder müde sind, dann haben sie das Bedürfnis zu schlafen. Dann gehen sie bereitwillig ins Bett. Manchmal möchten sie das nicht.

Vielleicht ist die Müdigkeit nicht groß genug, sie wollen noch spielen oder andere für sie interessante Dinge erledigen.

In diesem Fall ist es nicht hilfreich, das Zubettgehen mit Macht durchzusetzen. Die strengen Worte von Mutter und Vater lassen das Kind schlecht in den Schlaf kommen. Das muss nicht sein.

Beispiel:

Paul (9 Jahre) gehört auch zu den Kindern, die das tägliche Zubettgehen zur Tortur machen.

Seine Mutter hat Paul mit ihrem Vorgehen dazu gebracht, dass er jetzt ohne Aufforderung ins Bett geht, manchmal muss es noch ein kleiner Anstoß sein.

Wie hat die Mutter das geschafft? Als Paul mal wieder mit seiner Spielekonsole beschäftigt war, hat sich die Mutter zu ihm gesetzt.

Mutter: Paul bitte hör mir mal einen Moment zu. Ich möchte nicht mehr jeden Abend eine schlechte Stimmung. Das gefällt dir nicht und mir auch nicht. Ich habe da eine Idee.

Paul schaut misstrauisch und sagt kein Wort. Ich habe zwei Regeln aufgestellt, sagt die Mutter.

***Erste Regel** – um 19.00 Uhr räumst du deine Sachen auf, mit denen du dich beschäftigt hast.*

***Zweite Regel** – wenn du damit fertig bist, spätestens um 19.20 Uhr, gehst du ins Bad, wäschst dich, putzt deine Zähne und ziehst deinen Schlafanzug an.*

Wenn du es schaffst, beide Regeln einzuhalten, bleibt dir noch Zeit zum Lesen.

Wir können das auch gemeinsam tun. Du entscheidest, was dir lieber ist. Ich bin mir sicher, dass es für dich kein Problem ist, beide Regeln einzuhalten. Um 20.00 Uhr mache ich, wie immer, das Licht aus.

Das ist nur ein Beispiel, wie du deinen Kindern das Zubettgehen erleichtern kannst. Gerade im Grundschulalter brauchen sie unsere ganze Unterstützung ohne Druck und laute Worte.

Informiere dein Kind über die Bedeutsamkeit des Schlafes. Dazu gehört die altersgerechte Schlafdauer, welche Schlafphasen es gibt und warum der Schlaf so wichtig ist.

Der Körper erholt sich in dieser Zeit. Er tankt Energie und Kraft für den nächsten Tag, die wichtig sind, um in der Schule top fit zu sein.

Die fünf Phasen beim Kinderschlaf

Für Kinder im Grundschulter beträgt der Schlafbedarf ca. 10 bis 11 Stunden. Das bedeutet, dass Kinder, wenn sie zwischen 6.00 Uhr und 7.00 Uhr aufstehen müssen, um pünktlich in der Schule zu sein, spätestens um 20.00 Uhr zu Bett gehen sollten.

Kinderschlaf teilt sich in fünf Schlafphasen.

Diese Phasen, auch Schlafzyklen genannt, wiederholen sich in der Nacht nicht unbedingt in derselben Reihenfolge. Bei Kindern wiederholen sich die Zyklen ungefähr sechsmal.

1. Einschlafen

Beim Einschlafen entspannt sich der Körper und die Atmung wird langsamer.

Jedoch können hier noch Geräusche, sind sie auch noch so klein, das Einschlafen unterbrechen und das Kind ist wieder hellwach.

2. Leichtschlaf

Dieser macht über die Hälfte des Schlafes aus. Er ist besonders wichtig für die Erholung des Körpers.

In dieser Phase werden viele Informationen und Erlerntes verarbeitet. Das besonders Wichtige wird im Gedächtnis abgespeichert.

Schon aus diesem Grund ist ein ruhiges und entspanntes Zubettgehen für Kinder von außerordentlicher Bedeutung.

3. Tiefschlaf

Er ist kürzer. In dieser Phase ist das Aufwecken sehr schwierig. Die Qualität des Tiefschlafs zeigt sich am Morgen, wenn du dich erholt und fit fühlst. Kinder träumen bereits in dieser Phase.

4. REM – Schlaf

REM-Schlaf (englisch - rapid eye movement, rasche Augenbewegung).

Die Augen bewegen sich unter geschlossenen Lidern in der REM-Phase besonders heftig und häufig.

Es treten hier die meisten und intensivsten Träume auf. Das Gehirn ist sehr aktiv, aber entspannt. Auch die Muskulatur entspannt sich. Das Gehirn verarbeitet Erlebtes und Eindrücke. Diese Phase tritt meistens erst spät in der Nacht auf.

5. Aufwachen

Nachts öfter mal aufzuwachen ist normal. Es kommt vor, dass die Erinnerung daran fehlt. Es ist sicher schon einmal oder auch mehrmals vorgekommen, dass dein Kind nicht gut geschlafen hat. Das kann viele Ursachen haben.

Wenn dein Kind eine Nacht nicht so gut geschlafen hat, ist das nicht tragisch.

Folgende Anzeichen sind bei schlechtem Schlaf tagsüber zu spüren:

- Unruhe und Nervosität,
- leicht ablenkbar und wenig konzentriert,
- schnelle Erschöpfung.

Sollte dein Kind über längere Zeit zu wenig schlafen, besteht ein erhöhtes Risiko für Fettleibigkeit (Adipositas).

Wenn du herausfinden möchtest, ob dein Kind nicht ausreichend schläft, dann kannst du einen einfachen Test durchführen.

Lass dein Kind am Wochenende oder in den Ferien ausschlafen.

Vergleiche dann diesen Schlafbedarf mit dem Schlaf an einem durchschnittlichen Wochentag.

Mach dir Notizen und erfasse deine Beobachtung in einem Schlafprotokoll. Schon nach einer Woche kannst du erkennen, ob es zwischen dem Schlaf in der Woche und dem Schlaf in den Ferien oder am Wochenende Unterschiede gibt.

Einige Tipps für einen erholsamen Schlaf:

- Sorge für ein ruhiges und abgedunkeltes Zimmer.
- Lüfte den Schlafraum vor dem Zubettgehen gut.
- Achte auf angenehme Zimmertemperatur, nicht zu kalt und nicht zu warm. Frag das Kind, welche Temperatur ihm am angenehmsten ist.
- Verzichtet auf koffeinhaltige Getränke, wie Cola.
- Macht in der letzten Stunde vor dem Zubettgehen keine lebhaften Spiele, legt das Handy weg, schaut keine aufregenden Filme im Fernsehen.
- Nutze keine digitalen Geräte. Sie strahlen Blaulicht aus und unterdrücken das Schlafhormon Melatonin. Dadurch wird das Einschlafen behindert.
- Setze das Schlafengehen nicht als Strafmaßnahme ein.
- Lasst den Tag ruhig ausklingen.

Bewegung

Bewegung (= körperlich aktiv sein) ist ein weiterer wichtiger Aspekt, den Organismus vor Stress und anderen psychischen Problemen zu schützen. Durch Bewegung werden Stresshormone abgebaut, die Widerstandskraft gegenüber Belastungen gestärkt, das Gewicht reguliert und das Selbstwertgefühl gesteigert.

Fünf Fähigkeiten sind charakteristisch für alle Bewegungen unseres Körpers: Ausdauer, Koordination, Schnelligkeit, Beweglichkeit und Kraft.

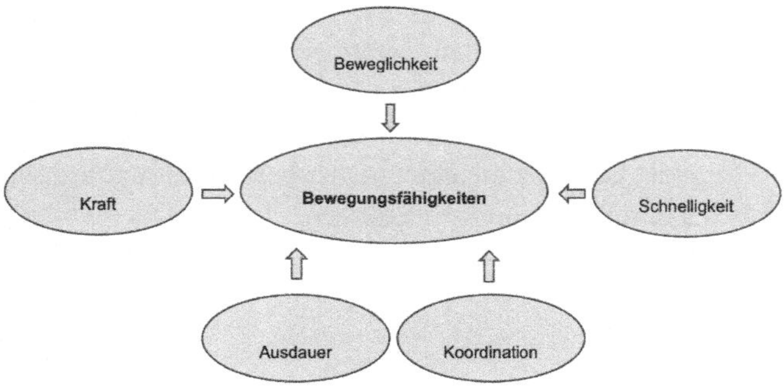

1. Ausdauer

Ausdauer ist ein wichtiger Faktor. Sie wird benötigt beim Schwimmen, Radfahren, Skateboarden, Fußballspielen, Tanzen, Ballett, Klettern, Wandern etc.

Bei Bewegung mit Ausdauer werden Muskelgruppen beansprucht, die Leistungsfähigkeit des Herzens gesteigert und das Herz-Kreislauf-System gestärkt.

2. Koordination (Geschicklichkeit)
Koordinationsübungen fördern den Gleichgewichtssinn und das Zusammenspiel von Nerven und Muskulatur. Dadurch wird die Koordinationsfähigkeit verbessert.

3. Kraft (Muskelkräftigungsaktivitäten)
Eine trainierte Muskulatur kann die Wirbelsäule stabilisieren. Haltungsschäden und Rückenschmerzen können so vorgebeugt werden. Auch das Herz-Kreislauf-System wird durch die Muskelkraft positiv beeinflusst.

4. Beweglichkeit
Ohne Beweglichkeit keine körperliche Flexibilität. Verschiedene Formen von Dehnungsübungen fördern die Beweglichkeit. Beweglichkeitsübungen können die Stabilität und das Körpergleichgewicht (Balance) trainieren.

5. Schnelligkeit
Schnelligkeit ist bei sportlicher Aktivität unabdingbar. Bestimmte Bewegungen werden durch das Zusammenspiel von Koordination und Kraft mit einer hohen Beschleunigung ausgeführt, z. B. bei Wettkämpfen.

Bewegung ist in jedem Alter wichtig, ganz besonders für die kindliche Entwicklung.

Die regelmäßige Nutzung digitaler Medien mit hohem Zeitaufwand sind wahre Bewegungsblocker. Sie machen müde, träge und die Lust an Bewegung geht verloren.

Es besteht die Gefahr, dass Kinder sich vom sozialen Leben zurückziehen und dadurch vergessen, mit Kindern ihres Alters am echten Leben teilzunehmen.

Für die gesundheitliche Entwicklung ist das ein negativer Faktor. Er vermindert die Wahrnehmung, die Konzentration und das Lernvermögen.

Bewegung fördert die Bildung von Nervenzellen im Gehirn. Das macht sie leistungsfähiger, belastbarer und hilft, Stress, Ängste und Aggressionen abzubauen.

Bewegung stärkt die Muskulatur, das Herz-Kreislauf-System, den Stoffwechsel, die Lunge und die Knochen.

Durch Bewegung stärken Kinder auch ihr Immunsystem.

Kinder haben von Geburt an einen natürlichen Bewegungsdrang. Diesen sollten Mutter und Vater bei der Entwicklung des Kindes nutzen und fördern, ansonsten verkümmert er.

Das Kind wird bequem, führt nur noch die Bewegungen aus, die notwendig sind. Es entwickelt sich zum Bewegungsmuffel. Den Bewegungsmuffel zum Bewegungsliebhaber zu motivieren, wird mit dem Älterwerden des Kindes immer schwieriger.

Bewegungsmangel wirkt sich negativ auf Gesundheit und Wohlbefinden aus.

Gib deinem Kinder Raum für Bewegungsideen und Bewegungsanreize.

Mach selbst mit und sei Vorbild.
Eine aktive Mutter und ein aktiver Vater
haben auch aktive Kinder.

Richtlinien von Experten geben eine gute Orientierung und empfehlen für Kinder und Jugendliche mindestens 1,5 Stunden täglich Bewegung, davon 0,5 Stunden anstrengende Bewegung, Laufen, schnelles Fahrradfahren etc. An zwei bis drei Tagen pro Woche sollten Übungen durchgeführt werden, die Ausdauer und Kraft stärken.

Aktivitäten für Bewegung im Alltag, in der Freizeit und beim Sport:

1. **Im Alltag:** zur Schule gehen, schnell laufen, Treppensteigen, mit dem Fahrrad fahren, im Haushalt helfen etc. Diese Aktivitäten nehmen einen großen Teil der Bewegungszeit in Anspruch.
   Sie können überall in den Tag eingebaut werden und strengen körperlich nur leicht an.
   Aktiv im Alltag: 5–10 Minuten (ca. 6x).
2. **In der Freizeit:** alle körperlichen Aktivitäten aus Freizeit und Schule.
   Spielen, mit Geschwistern und/oder Freunden an der frischen Luft herumtoben. Spielen im Freien fördert unter anderem die Entwicklung und die Kreativität.
   Diese Aktivitäten sind mittelmäßig anstrengend.
   Die Kinder geraten nicht aus der Puste.
   Kinder brauchen auch Zeit für kreative und entspannte Tätigkeiten, wie Musik hören oder selbst musizieren, malen, lesen oder faulenzen. Diese Aktivitäten sind körperlich wenig oder gar nicht aktiv. Kinder brauchen diese Aktivitäten genauso wie Bewegung.
   Aktiv in der Freizeit: 15 Minuten (4x)
3. **Sport** – dazu gehören Schulsport, Vereinssport und andere intensiv körperlichen Aktivitäten, die Kinder zum Schwitzen und aus der Puste bringen.
   Aktiv beim Sport: 15 Minuten (2x)

Wenn du dir nicht sicher bist, ob dein Kind sich ausreichend bewegt, dann führe für eine Woche ein Bewegungsprotokoll. Anhand des Protokolls erkennst du die Bewegungsaktivitäten deines Kindes in der Gesamtheit.

Bewegungswochenprotokoll für eine Woche (Beispiel)

Woche vom ___________bis ____________

Tag	Dauer	Bewegungsaktivitäten
Montag	85 Min.	Schulweg hin und zurück – schnell gelaufen (30 Min.) mit Freunden herumgetobt (40 Min.) Im Haushalt geholfen – Abendbrottisch gedeckt und abgeräumt (15 Min.)
Dienstag	15 Min.	Schulweg mit Fahrrad hin und zurück (15 Min.) Musik gehört und gebastelt
Mittwoch	60 Min.	mit dem Fahrrad zur Schule Schwimmen, Kräftigungsübungen
Donnerstag	60 Min.	mit dem Fahrrad zur Schule mit Freunden herumgetobt
Freitag	60 Min.	Kräftigungsübungen Tanzen zu Hause
Samstag	2 Std.	Fahrradtour
Sonntag	2 Std.	Kräftigungsübungen Wandern

Nutzung digitaler Medien

Smartphones, Tablets und Computer gehören heute auch bei Schulkindern im mittleren Alter zum alltäglichen Leben dazu.

Bitte bedenke aber, dass die Nutzung zu differenzieren ist. Es gibt positive Seiten der Nutzung, aber auch negative.

Auf der positiven Seite ermöglichen die digitalen Medien den Zugang zu einer Vielzahl von Lern- und Bildungsinhalten.

Ich denke dabei an Apps, Webseiten und verschiedene Programme, die speziell für Kinder im mittleren Schulalter entwickelt wurden. Sie können als Hilfe und Unterstützung beim Lernprozess verwendet werden. Sie verbessern beispielsweise Fähigkeiten wie Lesen und Schreiben.

Durch die Nutzung digitaler Medien kann bei Kindern das Interesse an verschiedenen Themen geweckt werden, die ihre Kreativität und Problemlösefähigkeit fördern.

Bei exzessiver Nutzung hingegen zeigen sich nicht selten gesundheitliche Probleme, ausgelöst durch Bewegungsmangel, wodurch Übergewicht vorprogrammiert ist.

Ständiges Online-Spielen führt zu sozialer Isolation und zur Beeinträchtigung der Konzentration in der Schule. Auch eine wachsende und einseitige Identitätsentwicklung kann durch zu starke Identifizierung beispielsweise mit YouTube Stars begünstigt werden.

Empfehlungen für die Nutzungsdauer von Medien
Kinder im mittleren Schulalter

- Bilderbuch/Bücher – regelmäßig vorlesen bzw. lesen
- Hörmedien (Musik, CDs, Hörgeschichten) – höchstens 60 Minuten
- Bildschirmmedien (Fernseher, Video, Computer, Spielekonsole, Tablets, Smartphones) – zusammen höchstens 45-60 Minuten

Quelle: kindergesundheit-info.de/themen/medien/alltagstipps/mediennutzung/hoechstdauer/

Die Empfehlungen der Bundeszentrale für gesundheitliche Aufklärung (BzgA) können für den Medienkonsum im häuslichen Umfeld hilfreich sein.

Zeiten für Mediennutzung vereinbaren
Wenn du die Zeiten mit deinem Kind gemeinsam festgelegt hast, weiß jeder, woran er ist. Hierbei ist der Abschluss eines Mediennutzungsvertrages hilfreich, in dem schriftliche Vereinbarungen enthalten sind. Dieser sollte von Mutter/Vater und Kind unterzeichnet werden.

Das erspart lange Diskussionen über das „Wieso darf ich jetzt nicht im Netz chatten", „Die anderen aus meiner Klasse dürfen immer, wann sie wollen, nur ich nicht" etc.

Halte auch du dich an diese vereinbarten Zeiten.

- Lass dein Kind über seine digitalen Aktivitäten berichten. Damit zeigst du Interesse und erhältst Informationen über dein Kind.

Sollten die Präferenzen im Spielebereich liegen, dann spiel einfach mal mit, wenn dein Kind damit einverstanden ist.

- Plane gemeinsame Aktivitäten mit deinem Kind nach euren Präferenzen. Dann sind Spaß und Freude garantiert. Das bringt Lust auf mehr und hat positive Auswirkungen auf ein gemeinschaftliches Miteinander. Digitale Medien sind dabei tabu.
  Auch beim Essen und während einer Unterhaltung ist für digitale Medien Pause angesagt.

Schenke deinem Kind viel Aufmerksamkeit.
Das ist das wertvollste Geschenk für dein Kind.

Abschließend möchte ich auf einige Internetseiten aufmerksam machen, die nicht nur für Kinder geeignet sind, sondern auch für Erwachsene.

Viel Spaß beim Surfen!

- www.internet-abc.de: Im Kinderbereich des Internet-ABC werden Kinder spielerisch bei den ersten Schritten im Netz begleitet. Neben Lernmodulen und Quizaufgaben erhalten Kinder spannende Informationen in Form von Nachrichten und Quizaufgaben.

- www.seitenstark.de: Rund 60 kindgerechte Websites für Kinder bilden zusammen „Seitenstark".

- www.blinde-kuh.de: Die Kindersuchmaschine bietet Kindern einen gelungenen Einstieg ins Internet.
  Das mehrfach ausgezeichnete Portal wird vom Bundesfamilienministerium unterstützt.

- www.fragfinn.de: Die Kindersuchmaschine fragFINN bietet einen geschützten Surfraum, der speziell für Kinder geschaffen wurde und in dem sie sich frei im Internet bewegen können, ohne auf für sie ungeeignete Inhalte zu stoßen. Der Surfraum basiert auf einer sogenannten Whitelist. Das ist eine thematisch und zahlenmäßig umfangreiche Liste an kindgeeigneten und von Medienpädagogen redaktionell geprüften Internetseiten.

- www.kindersache.de: Kindersache ist ein Angebot des Deutschen Kinderhilfswerkes e. V. extra für Kinder. Hier finden alle Kinder ihrem Alter entsprechende Informationen und außerdem verschiedene Browserspiele.

Die Beschreibung der aufgeführten Internetseiten wurde von mir wörtlich übernommen von:

www.klicksafe.de/bildschirm-und-medienzeit-was-ist-fuer-kinder-in-ordnung/kinder-bis-10-jahre

Mobbing

Mobbing ist ein ernstes Problem, das nicht unterschätzt werden darf, da es viele Gesichter hat. Es beginnt bereits in der ersten Klasse der Grundschule und oft schon im Kindergarten.

Was ist Mobbing?
Das Wort „Mobbing" ist ein abgeleitetes Wort von „Mob" (der Pöbel). Dabei werden einzelne Personen in der sozialen Gruppe (hier in der Schulklasse) ausgegrenzt und terrorisiert.

Mit Mobbing sind negative Handlungen verbunden.

Typische Beispiele dafür sind:

- Ausgrenzung,
- Diskriminierung und Lästereien, wie fiese Sprüche zu Namen, zur Kleidung, zur Mutter, zum Vater, zum privaten Umfeld,
- Anschreien, Beschimpfungen und Drohungen, Androhung körperlicher Gewalt,
- abwertende Blicke und Gesten,
- keine Gespräche von Mitschülern mit den Betroffenen,
- Verbreitung übler Gerüchte,
- Gang, Stimme oder Gesten, um jemanden lächerlich zu machen, werden imitiert,
- schulische Leistungen werden schlecht geredet,
- bei Auftritten vor der Klasse wird gelacht und sich lustig gemacht,
- Anwendung von leichter Gewalt, in dem man dem Betroffenen einen Denkzettel verpasst und sich hinterher darüber lustig macht.

Es handelt sich nicht um Mobbing, wenn zwei gleich starke Schüler miteinander streiten.

Ursachen von Mobbing

Mobbing ist unabhängig von der Schulform und vom Alter der Kinder. Die Gründe liegen möglicherweise in einem gestörten Klassenklima oder beim Mobber selbst.

Kinder mobben aus:

Langeweile

Kinder, die ein geringes Selbstwertgefühl haben, sind oft die Opfer. Ihnen wird etwas für die Schule Wichtiges weggenommen oder versteckt. Der Mobber freut sich dann über die Angespanntheit und Traurigkeit des Opfers. Das verschafft ihm eine Genugtuung, und gleichzeitig freut er sich über die Reaktion seines Opfers, das sich nicht wehrt.

Unzufriedenheit

Der Mobber ist mit sich und der Welt unzufrieden. Aus dieser Unzufriedenheit will er raus und schnappt sich ein Opfer, was ständig Zufriedenheit ausstrahlt. Die Handlungen werden auf Demütigung gerichtet, wie z. B. vor der Klasse bloßstellen oder Gerüchte verbreiten.

Neid

Kinder, die immer gute Leistungen vorweisen können, haben es oft nicht leicht mit ihren Mitschülern. Neid auf gute Noten ist keine Seltenheit. Auch diese Kinder können Mobbingopfer werden.

Wut

Schon wieder hat beim Wettkampf im Sportunterricht der gewisse Schüler die besseren Leistungen erbracht. Das macht diejenigen wütend, die gern gesehen hätten, dass ein anderer Schüler gewinnt. Jetzt muss etwas passieren, denken die anderen Schüler und fangen an, dem Gewinner aus dem Wege zu gehen.

Sie sprechen nicht mehr mit ihm und lassen ihn nicht mehr teilhaben an ihren täglichen Aktivitäten.

Unrecht

Auch Unrecht, das dem Kind zuhause widerfahren ist, wird nicht selten an andere Kinder weitergegeben.

Es ist keine Seltenheit, dass sich Kinder in den Pausen oder nach der Schule verbal oder auch tätlich angreifen. Das geschieht vor allem dann, wenn keine Lehrer/Erzieher eingreifen können.

Kinder, die gemobbt werden, denken oft, dass sie schuldig sind und deshalb angegriffen werden. Sie vertrauen sich nicht den Lehrern oder Mutter/Vater an, weil sie Angst haben, die Mobber finden es heraus und dann wird alles noch viel schlimmer. Vielleicht denken sie auch, dass ihnen keiner glaubt, was ständig passiert. Sie haben kein Vertrauen zu den Erwachsenen. Das Kind spricht nicht darüber, dass es gemobbt wird.

Anzeichen von Mobbing

Kinder geben Signale, wenn es ihnen nicht gut geht.

Folgende Signale könnten Hinweise auf Mobbing sein:

Verschlossenheit, Isolation

Dein Kind ist sehr mitteilungsbedürftig. Oft hat dich das genervt. Plötzlich ist alles anders. Kein Wort mehr, wie es in der Schule war, keine Besuche von Freunden.

Niedergeschlagenheit und Passivität

Es vergeht kaum ein Tag, an dem dein Kind nicht voller Lust und Leidenschaft an die Erledigung der Aufgaben geht. Genau das hast du immer an ihm bewundert. Plötzlich ist alles anders.

Du musst dein Kind ständig auffordern, etwas zu tun. Es wirkt abwesend und desinteressiert.

Lernunlust und Rückzug in die Computerwelt

Dein fleißiges Kind, wissbegierig und neugierig auf alles Neue, hat keine Lust mehr am Lernen. Im Gegenzug dazu bevorzugt es jetzt Computerspiele.

Verletzungen

Stellst du bei deinem Kind Verletzungen, z. B. Ritze an den Armen oder ständiges Erbrechen nach dem Essen fest, dann ist sofortiges Handeln deinerseits angesagt.

Folgen von Mobbing

Bei Mobbing ist Schulstress vorprogrammiert. Er wirkt negativ auf die Psyche des Kindes und dabei sind auch körperliche Probleme nicht ausgeschlossen.

Mobbing kann Kopf- und Bauchschmerzen, Appetitlosigkeit, Schlafstörungen, Verschlechterung der schulischen Leistung, vermindertes Selbstwertgefühl und Unsicherheit im schulischen Umfeld begünstigen.

Was können Mütter und Väter tun?
Hierzu einige Empfehlungen:

1. Vermittle deinem Kind, dass du Vertrauen zu ihm hast und es wertschätzt. So kannst du ihm helfen, Selbstvertrauen aufzubauen.
2. Höre deinem Kind aufmerksam zu. Es sollte wissen, dass es sich mit allen Problemen an dich wenden kann.
3. Mach deinem Kind deutlich, dass es keine Petze ist, wenn es über Vorfälle von Mobbing in der Schule oder außerhalb der Schule spricht.
4. Vereinbare einen Termin mit dem Lehrer oder der Schulleitung, um über diese Fälle zu sprechen. Nur so können gemeinsame Maßnahmen ergriffen werden.
   Gemeinsames Handeln ist das A und O.

Mobbing ist kein Streit oder Konflikt, deshalb ist es wichtig, etwas dagegen zu tun.

Wir müssen unseren Kindern einen gesundheitsbewussten Lebensstil vermitteln, dann sind sie gut vorbereitet auf den Umgang mit den Angeboten, die das Leben auf vielfältige Weise bereichern, aber auch verführen.

Teil IV: Ausgewählte Bewältigungsstrategien, die Kindern Ruhe vermitteln

Grundsätzliches zur Entspannung

Die Begriffe Entspannungsverfahren und Entspannungstechniken bezeichnen ein und dasselbe. Als Synonym wird auch oft der Begriff Entspannungsmethoden verwandt. In den folgenden Ausführungen verwende ich den Begriff „Entspannungsverfahren".

Entspannung ist eine Methode zum Abbau von Stress. Dadurch wird die körperliche und seelische Anspannung vermindert.

Verspannungen lockern sich. Die Konzentration und die Leistungsfähigkeit werden gesteigert. Wir fühlen uns frisch und ausgeruht.

Entspannung tritt erst dann ein, wenn wir uns von stressverursachenden Gedanken und Ereignissen gelöst haben.

Ruhige und ritualisierte Tätigkeiten können auf dem Weg zur Entspannung hilfreich sein. Für den einen ist es das warme Bad nach einem anstrengenden Tag mit viel Arbeit und Termindruck. Andere können sich beim Joggen entspannen, vor allem diejenigen, die den Arbeitstag hauptsächlich am Computer sitzend verbringen.

Auch ein Spaziergang oder Musik zu hören kann einen anstrengenden Tag perfekt ausklingen lassen.

Langanhaltende, tiefere Entspannungszustände und eine erhöhte Erholungswirkung kannst du vor allem durch die Anwendung von Entspannungsverfahren erreichen.

Entspannungsverfahren haben das Ziel, eine Entspannungsreaktion auszulösen.

Die Entspannungsreaktion dient der Regeneration und ist evolutionär betrachtet ein alter Mechanismus, der heute noch genau so wirksam ist.

Ablauf einer Entspannungsreaktion

Bei der Durchführung der Entspannungsübung entspannt sich zunächst die Skelettmuskulatur. Durch Anspannung über einen längeren Zeitraum ist sie verhärtet und verkrampft.

Entspannungsübungen führen zur Erweiterung der Gefäße, und dadurch verbessert sich die Durchblutung.

Der Puls wird langsamer, der Blutdruck sinkt und die Atemfrequenz nimmt ab.

Es zeigen sich erste positive Effekte der körperlichen und geistigen Entspannung. Körper und Geist fühlen sich frisch und ausgeruht. Die Entspannungsreaktion bringt Gefühle des Wohlbefindens, der inneren Ruhe und der Lockerheit.

Es gibt folgende Entspannungsverfahren

Autogenes Training (AT), Progressive Muskelrelaxation (PMR), Atemtechniken, Feldenkrais, Hatha Yoga, Tai-Chi, Qi Gong, Meditation, Pilates, Hypnose, Biofeedback, Imaginative Verfahren, Focusing.

Die Progressive Muskelrelaxation (PMR) und das Autogene Training (AT) sind die am häufigsten untersuchten Verfahren.

Im Ergebnis der Untersuchungen konnte ihre Wirksamkeit empirisch (aus der Erfahrung, Beobachtung) nachgewiesen werden.

Trotz unterschiedlicher Techniken haben Entspannungsverfahren folgende **Gemeinsamkeiten:**

1. Sie stärken die Selbstkontrolle und Selbstwirksamkeit.

Selbstkontrolle heißt, dass man in entscheidenden Momenten nicht impulsiv, sondern kontrolliert reagiert.

Bei der **Selbstwirksamkeit** ist die Person davon überzeugt, dass sie herausfordernde Situationen aus eigener Kraft gut meistern kann.

2. Sie beruhigen Körper und Geist.

3. Sie schulen die Konzentration und steigern unser Wohlbefinden.

Das folgende **Beispiel** zeigt, wie wichtig es ist, Kindern frühzeitig Strategien zum Umgang mit Stress und unvorhergesehenen Situationen zu vermitteln.

Es ist morgens 8.00 Uhr und der Unterricht hat begonnen. Die Deutschlehrerin betritt forschen Schrittes den Klassenraum. Das ist ein Zeichen der Lehrerin, dass heute ein Test ansteht. Die Kinder wissen das. Es ist ein Diktat.

Bei einigen macht sich ein mulmiges Gefühl breit, bei anderen steigen der Blutdruck und der Herzschlag. Nervosität sieht man den Kindern an.

In solchen Fällen, die in der Schule zur Normalität gehören, beruhigen schon kurze Atemübungen.

Kinder, die wissen, wie man sich auch während eines Tages entspannen kann, um ruhiger und gelassener zu werden, leben gesünder und sind seltener krank.

Wenn sie spüren, dass bei der Anwendung von Entspannung ihr Herz nicht mehr so schnell schlägt, die Atmung ruhiger wird, die Nervosität nachlässt, sie sich besser konzentrieren können und Freude an den Übungen haben, dann sind sie bereit, sich auf Entspannung einzulassen.

Das gelingt nur, wenn die Vermittlung kindgemäß und ohne Druck erfolgt und vor allem regelmäßig angewendet wird.

Schulkinder können Entspannungsübungen zur Beruhigung einsetzen z. B. vor dem Schreiben von Tests oder zur Konzentration bei den Hausaufgaben.

Auch im außerschulischen Bereich gibt es zahlreiche Situationen, die bei Kindern Stress verursachen.

In den letzten Jahren hat das Bewusstsein zugenommen, dass Entspannung für Kinder genauso wichtig ist wie für Erwachsene. Es gibt zahlreiche Angebote für Kinder, Entspannung mit professioneller Anleitung zu lernen.

Gestresste Kinder haben Angst vor der Schule. Auf Dauer können sich Schulunlust entwickeln oder auch ein Störverhalten sowie körperliche und psychische Probleme. Deshalb ist es besonders wichtig, dass Kinder sehr früh lernen, wie sie mit Problemsituationen umgehen können.

In meinen Kursen „Entspannungstraining für Kinder von 7 bis 12 Jahren“ habe ich zum Kursbeginn folgende Frage gestellt: „Wie entspannst du dich?“

Hierzu einige Kinderantworten:

- *mal abschalten,*
- *lachen und spielen,*
- *ich kann schlafen gehen oder Musik hören,*
- *ich kann in einen Raum gehen, wo ich ganz allein bin,*
- *ich muss an etwas Schönes denken,*
- *Augen zu und langsam bis 10 zählen,*
- *schöne Bilder malen,*
- *mich einfach entspannen,*
- *schlafen oder Fernsehen gucken,*
- *rausgehen und toben, Fahrrad fahren,*
- *mal ausruhen, mit Freunden spielen,*
- *mit der Familie etwas unternehmen,*
- *schlafen, essen, mit einem anderen reden,*
- *mich richtig ausheulen,*
- *meine Katze tröstet mich,*
- *mit Kuscheltieren rumschmeißen.*

Die Antworten lassen erkennen, dass Kinder ihre eigenen Strategien entwickeln, wie sie zur Ruhe kommen. Allerdings sind diese nur kurzweilig, aber keine Dauerlösung. Sie benötigen kurze und schnell einsetzbare Strategien, um den Schulalltag mit all seinen Hürden zu bewältigen, und die ebenso im außerschulischen Bereich einsetzbar sind.

Hier können Entspannungsverfahren, Entspannungsübungen, Atem- und Konzentrationsübungen und andere Entspannungs- und Erholungsmöglichkeiten sehr hilfreich sein.

Schulkindern die Bedeutung und Wichtigkeit von Entspannung nahe zu bringen, gelingt durch Motivation. Diese erfolgt durch Anerkennung und Lob. Das wiederum steigert die Freude an der Durchführung und die Bereitschaft sich anzustrengen.

Dafür benötigen sie Zeit und keinen Druck.

Die Lerneffektivität charakterisiert, was man in der Regel behält:

- 10 % wenn man etwas liest,
- 20 % wenn man etwas hört,
- 30 % wenn man etwas sieht,
- 50 % wenn man etwas sieht und hört,
- 70 % wenn man etwas selbst sagt,
- 90 % wenn man etwas selbst tut.

Selbst etwas tun,
dann ist der Lerneffekt am größten.

Stimme dein Kind auf die folgenden Übungen ein.

Erkläre die Übungen. Nur wenn Kinder wissen, wann und wo sie diese Übungen anwenden können und was sie in ihnen auslösen, dann sind sie auch bereit, sich diese anzueignen.

Wichtig dabei ist, dass du selbst die Übungen beherrschst und sie mit deinem Kind anfangs gemeinsam durchführst.

Das trifft auf alle beschriebenen Bewältigungsstrategien, Entspannung- und Erholungstipps zu.

So sicherst du, dass dein Kind die Fähigkeit erwirbt, Ruhe zu finden und du dich dabei selbst entspannen kannst.

Atemübungen

Bewusstes Atmen ist eine Möglichkeit, die Konzentration von Kindern zu stärken. Besonders hilfreich ist das bewusste Atmen bei der Kontrolle der Atmung, dem Lenken der Gefühle, der Gedanken und bei der Verbesserung der Konzentrationsfähigkeit.

Atemübungen unterstützen Schulkinder bei der Reduzierung von Stress und Ängsten.

Tiefes Ein- und Ausatmen löst ein Wohlfühlgefühl aus, verbessert die Durchblutung, die Körperhaltung und gibt dem Körper verbrauchte Energie zurück.

Es gibt zahlreiche Atemübungen.

Ich habe einige ausgewählt, die für Schulkinder, aber auch für Erwachsene hilfreich sind.

So kannst du mit deinem Kind die Übungen ausprobieren, und dann entscheidet ihr gemeinsam, welche Übung am besten passt.

Nicht vergessen!
Nur eine regelmäßige Anwendung führt zum Erfolg!

Einfache Atemübungen zum Kennenlernen

- Atme 3-mal tief ein und aus. So gelingt es schnell, Stress zu reduzieren. Anwendbar in Prüfungssituationen, aber auch außerschulisch, z. B. bei Streit mit Freunden, zuhause, mit Geschwistern etc.
- Atme 4 Sekunden durch die Nase ein und 4 Sekunden durch die Nase aus. 5-mal wiederholen.

- Atme 4 Sekunden durch die Nase ein und 6 Sekunden durch die Nase aus. 5-mal wiederholen.
- Atme tief ein und aus – mindestens 10-mal. Du kannst dabei die Augen schließen, aber auch offenhalten.
  Das ist eine wirksame Methode zur Deaktivierung von Wut und Aggression.
- Setze dich auf den Boden oder einen Stuhl. Dann schließe deine Augen. Atme langsam durch die Nase. Wenn du durch die Nase einatmest, dann denkst du „ich atme ein“, dann atmest du wieder aus und denkst „ich atme aus“. Mach so viele Atemzüge, wie du magst, mindestens jedoch 10.
- Atme 5 Sekunden langsam ein, halte 5 Sekunden die Luft an und atme dann 5 Sekunden lang wieder aus.
  Wenn dir das Luftanhalten zu anstrengend ist, dann halte die Luft nur so lange an, wie es für dich passt.
  Wenn du diese Atmung 2- bis 3-mal hintereinander durchführst, dann wird dein Atem viel ruhiger und du kannst dich besser konzentrieren.

Nervosität ablegen

Wenn du sehr nervös bist, dann atme allein durch das linke Nasenloch. Das stärkt nach ayurvedischer Lehre die rechte Hirnhälfte, die Gefühle regiert.

Den rechten Daumen drückst du gegen das rechte Nasenloch, die übrigen Finger zeigen nach oben. Atme in dieser Haltung ca. drei Minuten.

Bhramarin (Bienensummen)

Bhramarin kommt aus dem Yoga und wird Bienensummen genannt. Es ist eine einfache, aber sehr effektvolle Atemtechnik.

Summe beim Ausatmen mit geschlossenen Lippen wie eine Biene.

Durch die Vibration in den Resonanzräumen von Nacken, Brust und Kopf wird für eine bessere Durchblutung gesorgt, die zur Entspannung von Körper und Geist führen.

Hast du Lust auf **Bienensummen**, dann probiere es aus.

1. Nimm eine aufrechte Sitzposition ein.
2. Mit den Daumen verschließt du nun beide Ohren. Lege die anderen Finger um deinen Kopf.
3. Beobachte deinen Atem für einen kurzen Moment. Einige Atemzüge sind ausreichend.
4. Beim Ausatmen summe wie eine Biene. Lass deine Lippen vibrieren. In diesem Moment stell dir vor, dass du in eine Trompete bläst.
5. Du kannst so oft summen, wie es für dich angenehm ist. Wenn du die Atemübung beendet hast, spüre, wie sich dein Körper und dein Geist anfühlen.

Atmung ist Leben

Eine falsche Atmung beeinträchtigt auf Dauer deine Gesundheit und dein Wohlbefinden.

Schon kleine Veränderungen im Verhalten können dir helfen, falsche Atemtechniken abzutrainieren.

Ändere dein Verhalten, indem du auf eine aufrechte Körperhaltung achtest.

Gekrümmtes Sitzen verhindert tiefes, richtiges Atmen, da das Zwerchfell und die Bauchmuskeln blockiert sind.

Luftballonatmung

Bei dieser Übung atme tief in den Bauch. Stell dir vor, du hast einen Luftballon in deinem Bauch. Beim Ausatmen wird der Ballon immer kleiner, bis er leer ist, und beim Einatmen füllt er sich wieder und wird groß und rund wie eine Kugel.

Lege dich auf den Rücken und mach es dir bequem.

Achte darauf, dass dich nichts stört - kein Kleidungsstück, dass der Boden, auf dem du liegst, nicht zu hart und das Zimmer nicht zu kalt oder zu warm ist.

Lege dir nun ein kleines Kuschelkissen auf den Bauch. Atme tief ein und puste dann deinen Atem in den Luftballon.

Beobachte, wie das Kissen auf deinem Bauch nach oben kommt und wie es wieder nach unten sinkt, wenn der Luftballon die Luft entweichen lässt.

Wenn wir Stress haben, dann ist die Atmung sehr flach und wir atmen nur in die Brust hinein. Bei der Luftballonatmung lernen Kinder die Bauchatmung und können sie in stressigen Situationen anwenden.

Einatmen, ausatmen, Atempause!

Die bewusste Atmung an stressigen Tagen sorgt schnell für Entspannung.

Sport ist sehr hilfreich beim richtigen Atemlernen.

Kraftsport stärkt die Bauchmuskulatur. Ausdauersport, wie Joggen und Radfahren, trainieren die Atmung.

Konzentrationsübungen

Beim Lernen spielt die Konzentration eine zentrale Rolle.

In der Psychologie versteht man unter Konzentration das Lenken der Aufmerksamkeit auf ein bestimmtes Thema. Das Thema kann z. B. die Lösung einer Aufgabe sein.

Konzentration ist die Grundvoraussetzung für erfolgreiches Lernen. Nur mit Konzentration lassen sich Lerninhalte verstehen und im Gedächtnis speichern. Bei keiner oder wenig Konzentrationsfähigkeit bleibt der Lerneffekt auf der Strecke.

Du hast dich sicher schon gefragt: „Warum kann sich mein Kind nicht konzentrieren?"

Auf diese Frage gibt es nicht nur eine Antwort. Verschiedene Ursachen können die Konzentrationsfähigkeit beeinträchtigen. Manchmal hilft es schon, den Tagesablauf deines Kindes näher zu betrachten. Das kann helfen, die Ursachen zu finden.

Beantworte dazu folgende Fragen. Notiere die Antworten!

- Gibt es zu viele Ablenkungen im Alltag?
- Isst dein Kind regelmäßig?
- Schläft und bewegt sich dein Kind ausreichend?
- Ist dein Kind nach der Schule körperlich und geistig besonders erschöpft und hat zu nichts Lust?

- An welche Freizeitaktivitäten nimmt dein Kind regelmäßig teil und wie oft in der Woche?
- Gibt es oft Streit in der Schule, mit Freunden oder zuhause?
- Welche häuslichen Pflichten hat dein Kind?
- Hat dein Kind Zeit für sich?

Sprich mit deinem Kind darüber. Vielleich gibt es Dinge, die ihr unterschiedlich seht. Das wird euch helfen, die Ursachen herauszufinden.

Bleibt dein Kind jedoch auf Dauer unkonzentriert, kann ein Besuch beim Kinderarzt hilfreich sein.

Was kannst du tun, um die Konzentration bei deinem Kind zu fördern. Im Teil III „Stress vorbeugen“ habe ich dazu wichtige Faktoren beschrieben.

Einige, auf die es besonders ankommt, möchte ich noch einmal kurz nennen.

- **Ausreichend Schlaf:** wichtig hierbei ist eine feste Zubettgehzeit. Bei Kindern, die noch nicht richtig lesen können, ist eine „Gute-Nacht-Geschichte“ als Ritual zu empfehlen. Lesekinder können in ihren Lieblingsbüchern lesen.
- **Gesunde Ernährung** und **ausreichend Bewegung.**
- **Erholung und Entspannung durch Pausen.** Dabei kann dein Kind Energie tanken.

- **Freizeitaktivitäten:** Diese Aktivitäten sollten einen Ausgleich zum Schulalltag beinhalten. Aktivitäten, die Stress und Druck erzeugen, haben keinen Erholungs- und Entspannungseffekt.

- **Interessenförderung:** Erkenne die Interessen deines Kindes. Dinge, die Kinder gern machen, gehen sie mit Konzentration an. Dinge, die sie nicht gern machen, empfinden sie als unangenehm und konzentrieren sich nicht.

Sieben Konzentrationsübungen für dein Kind

1. Reihenfolge merken

Das ist ein Superspiel, nicht nur für das Kind, sondern auch für Mutter, Vater und Geschwister.

Sicher ist dir das Lernspiel „Ich packe meinen Koffer" bekannt. Wortketten fordern die ganze Aufmerksamkeit, weil genau zugehört werden muss.

Es geht darum, sich das Gesagte zu merken, und dann muss derjenige, der an der Reihe ist, wieder etwas hinzufügen. So entstehen, je nach Zahl der Teilnehmer, lange Wortketten. Das ist eine hohe Herausforderung, sich zu konzentrieren.

2. Wörter oder Zahlen zählen

Du kannst dir dazu eine Zeitung/Zeitschrift oder ein Buch nehmen und dann sagst du dir: „Ich zähle jetzt alle Zahlen in dem Text."

Nimm dir eine Stoppuhr, dann kannst du sehen, wieviel Zeit du benötigst, um alle Zahlen aus dem Text zu zählen.

Schreibe dir die Zeit auf und mache diese Übung eine Woche lang. Dann kannst du sehen, ob du dich verbessert hast.

Diese Übung kannst du auch mit Wörtern durchführen, z. B. du zählst alle Wörter, die ein „a“ enthalten.

Schreibe die Zeit auf, die du für das Zählen des Buchstabens „a“ benötigt, hast. Verfahre weiter, wie bei Zahlen zählen.

Das funktioniert auch mit Audios und Videos. Da kannst du zählen, wie oft der Redner z. B. „und“ oder „liebe Zuhörer“ sagt.

3. Beschreibe genau, was du siehst
Betrachte dazu ein Bild, einen Gegenstand oder die Umgebung, wenn du aus deinem Fenster schaust.

Beschreibe möglichst viele Details. So trainierst du deine Konzentrations- und Erinnerungsfähigkeit. Das hilft dir, dich auf eine Sache zu konzentrieren.

4. Rätsel und Gehirnjogging
Konzentrationstraining mit Rätseln, Fehler in Bildern, Labyrinthen und Gehirnjogging macht viel Spaß.

Gehirnjogging kannst du online machen z. B. bei Brain fit. Es gibt auch spezielle Bücher für bestimmte Schulstufen.

5. Konzentrationsübungen an der frischen Luft
Zähle mit deinem Kind die Schritte bei einem Spaziergang. Beim Verzählen muss es von vorne beginnen. Ihr könnt den Schwierigkeitsgrad auch erhöhen, indem ihr nur den 2. oder 3. Schritt zählt.

6. Geschicklichkeitsspiel: Wasserglas füllen
Hierfür benötigst du ein Glas und einen Messbecher mit Wasser. Verbinde deinem Kind die Augen. Nun muss es das leere Glas mit Wasser aus dem Messbecher füllen. Ziel ist es, das Glas nicht zum Überlaufen zu bringen. Dein Kind soll durch die Geräusche wahrnehmen, wie voll das Glas ist.

7. Kartenhaus bauen
Beim Bauen eines Kartenhauses werden das Gehirn, der Tastsinn und die Geduld trainiert. Das trifft auch auf Mikado zu.

Autogenes Training (AT)

Ruhe zieht das Leben an, Unruhe verscheucht es.

(Gottfried Keller, schweizer Dichter, 1819–1890)

Wirkungsweise und Anwendung
Autogenes Training (im Weiteren AT genannt) bedeutet, mit eigenen beeinflussenden Kräften körperliche, seelische und mentale Entspannung selbst hervorzurufen. Dadurch wird eine autogene, d. h. selbst gesteuerte Entspannung erzeugt.

Der deutsche Psychiater und Psychotherapeut Johannes Heinrich Schultz (1884-1970) hat diese Methode in den 1920er Jahren entwickelt. Er nannte das AT auch „konzentrative Selbstentspannung“.

Zahlreiche Studien belegen eine sehr gute Wirksamkeit des AT. Es wird als gesundheitsfördernde Maßnahme und als Therapieform eingesetzt.

Erholung und Entspannung sind in kurzer Zeit spürbar. Durch die Erholung und Entspannung ist der Körper in der Lage, sich dauerhaft und besser zu regulieren.

Ein besonderer Effekt ist, dass die eingeübten Entspannungsfähigkeiten in Belastungssituationen besonders hilfreich sein können.

Wie kann das erreicht werden?

Die Aufmerksamkeit wird beim AT auf die Körperempfindungen gelenkt. Dadurch kommst du weg von den Alltagsgedanken, die ständig in deinem Kopf kreisen.

Mit Hilfe verschiedener Formeln lenkst du deine Aufmerksamkeit auf die Entspannungsempfindungen wie Schwere, Wärme, Ruhe, gleichmäßigen Puls, warme Ströme in der Magengegend und Kühle auf der Stirn.

Dabei entspannt sich der gesamte Körper physisch, psychisch und mental. Alle drei Ebenen beeinflussen sich gegenseitig.

Durch das Wiederholen der verschiedenen Formeln entwickelt sich ein automatischer Mechanismus. Der Körper reagiert immer schneller. Es wird die Fähigkeit zur Selbststeuerung gefördert, während du bei vollem Bewusstsein bist.

So wird ein Gleichgewicht zwischen Spannung und Entspannung aufgebaut.

Die wichtigste Vorrausetzung zum Erlernen des AT ist eine positive Einstellung zur Selbstbeeinflussung. Sie gelingt nur, wenn du das auch wirklich willst. Anfänger sollten, um auch baldigst Erfolge zu erzielen, anfangs mindestens 15 Minuten täglich üben.

Wenn du die Formeln beherrschst, kann die Entspannung schon innerhalb weniger Minuten stattfinden.

Die Anwendung des AT ist erfolgsversprechend unter anderem bei Nervosität und innerer Anspannung, körperlicher und psychischer Belastung, Schmerzbelastungen, Spannungskopfschmerz, Bluthochdruck, zur Vorbeugung neuer Herzinfarkte, Einschlafproblemen, persönlichen Problemen und Konflikten, Leistungsschwierigkeiten, Verhaltensproblemen und beim Sport zur Ausnutzung (Optimierung) von Erholungs- und Ruhepausen.

Ebenso geeignet ist das AT zur allgemeinen Gesundheitsvorsorge (Vorbeugung von Krankheiten) und zum besseren, allgemeinen Wohlbefinden.

Kontraindikationen

Nicht angewendet werden sollte das AT bei psychischen Störungsbildern, wie z. B. bei einer Depression, starkem Herzrasen, Zittern, bei Schweißausbrüchen während der Übungen, bedingt anzuwenden bei Herz-Kreislauf-Störungen und Migräne.

Halte Rücksprache mit deinem Arzt des Vertrauens, wenn du dir nicht sicher bist, ob das AT das geeignete Entspannungsverfahren für dich ist.

Bei fehlendem Willen, sich auf das AT einzulassen und bei eingeschränkter Fähigkeit zum selbstständigen Lernen ist das AT nicht zu empfehlen.

Anleitung zum autogenen Training

Das AT gliedert sich in drei Stufen. Die Intensität steigert sich von Stufe zu Stufe.

Die Grundstufe ist Voraussetzung für die nächsten Stufen.

Sie eignet sich besonders für Personen, die aufgrund beruflicher und familiärer Belastungen immer wieder unter starker Anspannung leiden.

Mit dem AT lernst du, dich wirkungsvoll zu entspannen, die eigenen körperlichen und seelischen Befindlichkeiten genauer wahrzunehmen, um so frühzeitig auf Warnsignale von Stress, Überforderung und Krankheit zu reagieren. Längerfristig verinnerlichst du, sorgsam mit den eigenen Reserven von Kraft, Energie und Kreativität umzugehen.

Die Mittelstufe (formelhafte Vorsatzbildung)

Sie ist für Fortgeschrittene, die mit der Grundstufe vertraut sind.

Die Oberstufe

Vorrausetzung für eine erfolgreiche Anwendung der Oberstufe ist die Grundstufe, da es gelingen muss, innerhalb weniger Sekunden auf Entspannung umzuschalten.

Die Oberstufe enthält zusätzlich meditative und bildhafte Vorstellungen.

Anleitung zum Autogenen Training – Grundstufe
Das Erlernen des AT benötigt einen klaren, genauen Ablauf.

Die Übungen können in der Liege- oder Sitzposition durchgeführt werden. Dabei sind die Augen geschlossen oder es wird ein Punkt fixiert. AT (Grundstufe) eignet sich besonders gut in der häuslichen Umgebung und am Arbeitsplatz.

Zuhause empfehle ich die Liegeposition, bei der Anwendung am Arbeitsplatz die Sitzposition

Grundübungen des Autogenen Trainings

Die Grundstufe des AT besteht aus sechs Übungen:

1. Schwereübung
2. Wärmeübung)
3. Atemübung
4. Herzübung
5. Sonnengeflechtsübung (Bauchübung)
6. Stirnkühleübung

und der Ruhetönung (Übung 7)

Mit der Ruhetönung beginnt das AT. Sie bringt dich zur Ruhe und hat somit einen positiven Einfluss auf die für die Übungen notwendige Konzentration.

Die Ruhetönung beginnt mit der Formel „Ich bin ganz ruhig und entspannt".

Du sagst dir das in Gedanken 3- bis 6-mal. Wichtig dabei ist, dass die Entspannung von selbst kommt. Versuche nicht, krampfhaft Ruhe zu finden. Das gelingt in der Regel nicht. Wenn du spürst, dass du dich nicht auf die Übungen einlassen kannst, dann versuche es zu einem späteren Zeitpunkt noch einmal.

Mit der Stirnkühleübung endet das AT und danach folgt die Rücknahme.

Die **Rücknahme** ist wichtiger Bestandteil, da sich der Körper wieder auf den Wachzustand einstellen kann, ähnlich wie nach dem Schlafen.

Balle deine Hände zu Fäusten, strecke und räkle dich, atme einige Male kräftig durch und öffne dann deine Augen.

Abends im Bett ist keine Rücknahme erforderlich. Das Auslassen der Rücknahme bewirkt einen besseren Schlaf.

Die Übungen sollten in der Reihenfolge 1 bis 7 erlernt werden. Es ist wichtig, sich beim Erlernen nicht unter Druck zu setzen. Beginne die nachfolgende Übung erst dann, wenn du die vorherige Übung verinnerlicht hast. Der Zeitfaktor spielt dabei keine Rolle.

Wenn das Gefühl der Sicherheit entstanden ist, alle Übungen zu beherrschen, dann ist es möglich, die Übungen auch einzeln oder in der Kurzform anzuwenden.

Die Anwendung der Ruhetönung, der Atemübung und der Herzübung sind z. B. in Stresssituationen sehr hilfreich.

Stress entsteht selten im Sessel, auf der Couch oder im Bett, eher am Arbeitsplatz, bei unvorhersehbaren Situationen oder im Familienalltag, um nur einige zu nennen.

Kurzform Autogenes Training

Die Kurzform muss nicht in ihrer Gesamtheit angewendet werden. Es können auch einzelne Formeln für eine Minutenentspannung effektiv sein.

Ich empfehle eine Anwendung situationsabhängig nach Bedarf und Möglichkeit.

Das Aufsagen der Formeln in Gedanken kannst du so oft wiederholen, wie es sich für dich gut anfühlt.

Kurzform Autogenes Training mit allen Formeln

- Ich bin ruhig und entspannt.
- Der ganze Körper ist angenehm schwer.
- Der ganze Körper ist angenehm warm.
- Die Atmung ist ruhig und gleichmäßig.
- Ich bin ganz ruhig und entspannt.
- Das Herz schlägt ruhig und gleichmäßig.
- Das Sonnengeflecht ist strömend warm.
- Die Stirn ist angenehm kühl.
- Ich bin ganz ruhig und entspannt.

Rücknahme

- Balle deine Hände zu Fäusten,
- strecke und räkle dich,
- atme tief ein und aus!
- Öffne deine Augen!

Wenn du keine Zeit und Möglichkeit hast, einen Kurs „Autogenes Training“ zu besuchen, dann findest du eine ausführliche Beschreibung dazu in meinem Buch ***Besser leben mit Stress – Wege zur Entspannung.***

Autogenes Training (AT) mit Schulkindern

Schau noch einmal die Antworten von dir und deinem Kind auf die Frage „Warum kann sich mein Kind nicht konzentrieren?“ an.

Du kannst daraus erkennen, wie hoch die Anspannung in Schule und Alltag für dein Kind ist.

Kindern kann das AT helfen, ihre inneren Spannungen abzubauen. Es wirkt beruhigend und lindert Stresssymptome, wie beispielsweise Unwohlsein, Nervosität oder Ängstlichkeit.

Die regelmäßige Anwendung wirkt positiv auf Körper, Geist und Seele.

Dazu zählen unter anderem:

- Kinder, die oft erkältet sind, können durch die Anwendung des AT ihr Immunsystem stärken. Sie fühlen sich dadurch fit und haben weniger Infekte.
- Anspannungen lassen nach und sie sind innerlich ruhiger.
- Die Konzentration wird gefördert.
- Kinder, die ängstlich sind, lernen ihren Körper besser kennen und ihre Gefühle auszudrücken.
- Die Aufmerksamkeit erhöht sich, Motivation wird gesteigert und das Selbstbewusstsein gestärkt.
- Kinder, die neuen Situationen oft schüchtern gegenüberstehen, können durch die regelmäßige Anwendung des AT gestärkt werden.
- Sie sind mutiger, sich neuen Herausforderungen zu stellen und reagieren gelassener auf unangenehme, nicht vorhersehbare Situationen.

Du kannst mit deinem Kind das AT in häuslicher Umgebung durchführen. Wenn du dir das nicht zutraust, dann informiere dich, ob es in deiner Umgebung Kursanbieter gibt.

In der Regel werden diese Kurse auch von den Krankenkassen bezuschusst. Erkundige dich bei deiner Krankenkasse, bevor du einen Kurs für dein Kind buchst.

Vor der Übung sind einige Voraussetzungen zu beachten, die den eigenen Bedürfnissen und Möglichkeiten deines Kindes entsprechen.

1. Kindgerechte Erklärung des AT

Erkläre zunächst deinem Kind, was Autogenes Training bedeutet und was es bewirkt.

Nutze dazu die Informationen aus der allgemeinen Beschreibung des AT. Mit dem Zitronenexperiment, einer Einstiegsübung, kannst du deinem Kind das Prinzip des AT verdeutlichen.

Kurzbeschreibung des Zitronenexperiments

Schließe deinen Augen und stell dir eine sonnengelbe Zitrone vor, die du in deiner Hand hältst. Du kannst die kleinen Poren an der Oberfläche der Zitrone spüren.

Nimm nun in Gedanken ein kleines Messer und schneide die Zitrone durch.

Du siehst, wie der Saft aus der sonnengelben Zitrone läuft. Schneide dir ein kleines Stück von der Zitrone ab und beiß mit einem kräftigen Biss hinein. Merkst du, wie der Speichel in deinem Mund zusammenläuft? Obwohl du nichts getan und auch nicht wirklich in die Zitrone gebissen hast, sondern dir nur das Vorgehen in deinen Gedanken vorgestellt hast, ist der Speichel in deinem Mund zusammengelaufen.

Diese gedankliche Vorstellung hat in deinem Körper Reaktionen hervorgerufen.

Durch Vorstellungen von Körperreaktionen
werden diese auch ausgelöst.
So funktioniert das AT.

2. Gesundheit deines Kindes

Dein Kind sollte körperlich und geistig gesund sein.

3. Zeitpunkt

Übe täglich mit deinem Kind, wenn möglich zu einer festgelegten Zeit. Das ist für den Lerneffekt besonders ausschlaggebend. Mit fortschreitendem Lerneffekt kann das Pensum gesteigert werden.

4. Äußere Umgebung

Achte vor Beginn der Übung auf die äußere Umgebung. Wähle einen Ort, an dem dein Kind sich wohlfühlt und achte darauf, dass der Fernseher, das Smartphone und das Radio ausgeschaltet sind. Lass, wenn möglich, keine Störung zu.

5. Übungspositionen

Die Übungsposition sollte so beschaffen sein, dass keine Anstrengung für die Körperhaltung nötig ist. Die Übung kann im Liegen oder Sitzen (Stuhl mit Armlehne) durchgeführt werden

Die bevorzugte Übungsposition ist ein gepolsterter Sessel, in dem Kopf, Nacken, Rücken und Arme bequem angelehnt bzw. aufgelegt werden können. Die Füße sollten guten Kontakt zum Boden haben.

6. Kleidung

Während der Übung keine beengte Kleidung tragen und alles ablegen, was den Übungsablauf stören kann und die Bewegungs- und Konzentrationsfähigkeit einschränkt, z. B. Gürtel, Uhren und Brillen. Passt alles, kann es los gehen.

Bevor du mit dem AT beginnst, kannst du dein Kind, wenn es einverstanden ist, mit einer Entspannungsgeschichte oder mit Entspannungsmusik auf die bevorstehenden Übungen einstimmen.

Wenn du dein Kind besser auf die Übungen einstimmen möchtest, kann es von Vorteil sein, dass dein Kind sich ein persönliches Bild für die einzelnen Übungen verinnerlicht.

Das erleichtert das Vorstellungsvermögen, z. B. von Ruhe, Schwere, Wärme und der Atmung.

Bei der Auswahl der Bilder sind keine Grenzen gesetzt. Dein Kind kann seiner Kreativität freien Lauf lassen.

Vorschläge für Ruhebilder
Blick auf einen See, Blick zu den Wolken, die an dir vorbeiziehen, deine Lieblingskuschelecke etc.

Gib deinem Kind zur Durchführung der **Ruhetönung** folgende Anweisungen: Möchtest du die Übung im Liegen oder Sitzen durchführen? Ist die Wahl getroffen, geht es weiter.

Schließe deine Augen oder fixiere einen Punkt und stell dir in Gedanken dein Ruhebild vor. Jetzt sagst du leise oder in deinen Gedanken die Formel „Ich bin ganz ruhig". Wiederhole die Formel 3- bis 6-mal.

Du kannst auch die Formel „Ich bin ruhig und entspannt" verwenden.

Bei der Ruhetönung nimmt die Muskelspannung ab und die Auslösung von Reflexen wird verringert.

Vorschläge für Schwerebilder
ein Felsen, ein Elefant etc.

Auf die Ruheübung folgt die **Schwereübung**.

Stell dir in Gedanken dein Schwerebild vor.

Schwereübung Arme und Beine

Beginne mit dem rechten Arm und benutze die Formel „Mein rechter Arm ist schwer". Wiederhole diese Formel in Gedanken 3- bis 6-mal.

Dann folgt der linke Arm mit der Formel „Mein linker Arm ist schwer". Wiederhole diese Formel ebenfalls 3- bis 6-mal in Gedanken.

Benutze die Formel „Mein rechtes Bein ist schwer". Wiederhole die Formel 3- bis 6-mal in Gedanken.

Danach folgt die Formel „Mein linkes Bein ist schwer". Wiederhole die Formel 3- bis 6-mal in Gedanken.

Bei der Schwereübung nimmt die Muskelspannung ab, die Muskulatur wird gelockert und eine bessere Durchblutung erreicht.

Wenn du schon mehrmals die Arm- und Beinübungen durchgeführt hast und dich sicher fühlst, kannst du auch die Formeln wie folgt benutzen:

„Beide Arme sind schwer." 3- bis 6-mal in Gedanken wiederholen.

Danach verwende die Formel „Beide Beine sind schwer". Diese Formel ebenso 3- bis 6-mal wiederholen.

Vorschläge für Wärmebilder

Sonnenwärme, ein warmes Bad, eine warme Kuscheldecke etc.

Wärmeübung Arme und Beine

Beginne mit dem rechten Arm. Die Formel lautet „Mein rechter Arm ist warm". 3- bis 6-mal in Gedanken wiederholen.

Danach folgt der linke Arm mit der Formel „Mein linker Arm ist warm". 3- bis 6-mal in Gedanken wiederholen.

Konzentriere dich nun auf das rechte Bein und benutze die Formel „Mein rechtes Bein ist warm". 3- bis 6-mal in Gedanken wiederholen.

Danach folgt das linke Bein, benutze die Formel „Mein linkes Bein ist warm". 3- bis 6-mal in Gedanken wiederholen.

Bei der Wärmeübung ist die Gefäßerweiterung ein Zeichen von bis zu 2° C mehr.

Bei der Wärmeübung können, wie bei der Schwereübung, gleichzeitig beide Arme und beide Beine in die Übung einbezogen werden.

Vorschläge für Atembilder
Frische Luft ein- und ausatmen, auf dem Bett liegen und den Atem beim Ein- und Ausatmen beobachten, einen Luftballon aufblasen – tief einatmen und die Luft kräftig in den Ballon hinein blasen etc.

Die Atemübung
Auf die Wärmeübung folgt die Atemübung. Stell dir dein Atembild vor.

Beginne mit der Formel „Mein Atem ist ruhig und gleichmäßig". 3- bis 6-mal in Gedanken wiederholen.

Du kannst auch die Formel „Meine Atmung ist ruhig und gleichmäßig" benutzen.

Bei der Atemübung beobachte die Atmung passiv und gehe dann in die tiefe Bauchatmung über.

Dadurch nimmt die Atemfrequenz ab und es folgt der Übergang von der flachen Brustatmung in die tiefe Bauchatmung.

Stell vor der Herzübung eine positive Verbindung zum Herzen her.

Wörter wie „herzlich, herzlichen Glückwunsch, herzlich willkommen" können helfen, eventuelle Angst vor der Konzentration auf das Herz zu nehmen.

Die Herzübung
Die Formel lautet „Mein Herz schlägt ruhig und gleichmäßig". Wiederhole diese Formel 3- bis 6-mal in Gedanken.

Wenn du das Herz nicht ansprechen möchtest, kannst du auch die Formel „Mein Puls ist ruhig und gleichmäßig" verwenden.

Bei der Herzübung beobachte den Herzschlag passiv. Nimmst du einen ruhigen und gleichmäßigen Herzschlag wahr, führt das zu einer vertieften Entspannung.

Bei der Herzübung verringert sich die Herzfrequenz, der Blutdruck und der Pulsschlag sinken.

Vorschläge für Bilder zur Bauchübung
eine Wärmflasche, eine kuschlige Decke auf dem Bauch, die Sonne auf den Bauch scheinen lassen etc.

Die Bauchübung
(auch Sonnengeflecht- oder Leibübung genannt)

Die Formel lautet „Mein Bauch ist strömend warm". Du kannst auch die Formel „Der Bauch ist wohlig warm" benutzen. Die Formel 3- bis 6-mal in Gedanken wiederholen.

Bei der Bauchübung wird der Stoffwechsel und die Verdauung gefördert. Dadurch kann es zu Magenknurren kommen. Das ist normal und legt sich bei regelmäßiger Anwendung.

Vorschläge für Bilder zur Stirnkühleübung

ein leichtes Lüftchen im Gesicht, kühles Wasser auf die Stirn laufen lassen etc.

Die Stirnkühleübung

Verwende die Formel „Meine Stirn ist angenehm kühl" oder „Mein Kopf ist klar und frei".

Die Stirnkühle-Übung wirkt gegen die Mehrdurchblutung im Gesicht.

Die Formel hilft, wach zu bleiben und sorgt für eine bessere Konzentration. Die Übung bildet den Abschluss des AT.

Rücknahme nicht vergessen

Balle deine Hände zu Fäusten, strecke und räkle dich, atme einige Male kräftig ein und aus und öffne dann deine Augen.

Abends im Bett ist keine Rücknahme erforderlich. Das Auslassen der Rücknahme bewirkt einen besseren Schlaf.

Dein Kind sollte die Übungen in der Reihenfolge 1 bis 7 erlernen. Wichtig dabei ist, keinen Druck auf das Kind auszuüben. Findet das Kind nach mehrmaliger Anwendung keinen Zugang zum AT, dann solltest du andere Entspannungsmöglichkeiten wählen.

Abschließend noch ein Hinweis.

Beginne die nachfolgende Übung erst dann, wenn die vorherige Übung verinnerlicht worden ist.

Der Zeitfaktor spielt dabei keine Rolle.

Wenn das Gefühl der Sicherheit entstanden ist, alle Übungen zu beherrschen, dann ist es möglich, die Übungen auch einzeln oder auch in der Kurzform anzuwenden.

Die Anwendung die Ruhetönung, der Atemübung und der Herzübung sind in Stresssituationen sehr hilfreich.

Dein Kind kann diese Formeln vor dem Schreiben von Klassenarbeiten, bei Tests oder in anderen Prüfungssituationen anwenden. Auch zur Beruhigung bei Streit jeglicher Art sind diese Übungen hervorragend geeignet, um ruhiger zu werden.

Progressive Muskelentspannung (PMR)

Wirkungsweise und Anwendung

Die ursprüngliche Form der Progressiven (fortschreitenden) Muskelentspannung (Muskelrelaxation, in weiteren Ausführungen PMR genannt) wurde in den 1920er Jahren von dem amerikanischen Arzt und Psychologen Edmund Jacobson (1885-1976) entwickelt. Sie wird heute mit deutlichen Modifikationen des ursprünglichen Vorgehens eingesetzt.

Stress kann Muskelverspannungen auslösen und verstärken, und Muskelverspannungen verstärken wiederum Stress.

Bei der PMR wird die Entspannung Schritt für Schritt aufgebaut. Nacheinander werden verschiedene Muskelgruppen spürbar deutlich angespannt und wieder entspannt. Die Konzentration erfolgt dabei auf dem Kontrast der Anspannungs- und Entspannungsempfindungen. Damit hat die innere Wahrnehmung stärkere Reize, um die Aufmerksamkeit zu binden und die Alltagsgedanken hinter sich zu lassen. Nach der muskulären Anspannung folgen die körperliche und auch die mentale Entspannung.

Für Menschen, die noch keine Erfahrungen mit Entspannungsverfahren haben, ist die PMR ein guter Einstieg. Besonders geeignet ist sie zur Reduktion innerer Spannungszustände bei Ängsten, Schlafstörungen, Schmerzen und auf Dauer zur Lösung von Verspannungen.

Das Grundprinzip der PMR ist relativ einfach.

Du lenkst zunächst deine Aufmerksamkeit auf die Körperregion, die du anspannen willst wie die Arme, das Gesicht (Stirn, mittlere und untere Gesichtspartie), den Rumpf und die Beine.

Spanne die Muskeln an und halte die Spannung für ca. 5-10 Sekunden. Halte die Luft dabei nicht an. Wichtig ist das Weiteratmen!

Mit der Ausatmung wird die Anspannung gelöst und du entspannst für ca. 45-60 Sekunden.

Studien belegen eine sehr gute Wirksamkeit der PMR. Sie wird als gesundheitsfördernde Maßnahme und als Therapieform eingesetzt.

Ziel ist eine Verbesserung und Wiederherstellung des normalen Grundspannungszustandes, eine Verbesserung der eigenen Körperwahrnehmung und der Ausgleich von körperlicher und seelischer Spannung.

Die PMR wird angewandt unter anderem bei Angst- und Spannungsgefühlen, bei Prüfungsangst oder Flugangst, Nervosität, Hyperaktivität, Konzentrationsproblemen, Kopfschmerzen, Tinnitus und Einschlafschwierigkeiten sowie Schlafproblemen.

Sie kann helfen bei Essstörungen, Alltagsstress, hohem Blutdruck und Herzinfarktnachfolgebehandlung.

Die PMR ist besonders gut geeignet zur allgemeinen Gesundheitsvorsorge (Vorbeugung von Krankheiten) und zur Steigerung des allgemeinen Wohlbefindens.

Bei Menschen mit körperlichen Beeinträchtigungen, bei der Verwendung von Beruhigungsmitteln und organischen Ursachen für Krankheiten sollte die PMR keine Anwendung finden.

Wenig hilfreich ist die Anwendung der PMR bei fehlendem Willen, sich auf das Verfahren einzulassen.

Entspannen mit der PMR

Wesentliche Muskelgruppen des Körpers werden in einer bestimmten Reihenfolge entspannt, indem du sie erst anspannst und dann wieder lockerst.

Bei der Anspannung und Entspannung achte auf die Empfindungen, die an den Muskeln auftreten.

Mit der Übung tritt ein Lerneffekt ein, der die Muskelverspannung senkt, immer dann, wenn es angebracht oder gewollt ist.

Durch die Entspannung der Muskulatur werden auch körperliche Unruhe, Schwitzen, Herzklopfen und andere Erregungszustände zurückgehen, und Stresssituationen können dadurch besser bewältigt werden.

Entspannung muss, wie andere Fertigkeiten, z. B. ein Instrument spielen, Fahrradfahren, Schachspielen, Autofahren, erlernt werden.

Bei dem einen funktioniert es schneller, bei dem anderen dauert es etwas länger.

Entspannung kann man nicht erzwingen!
Regelmäßige Übung, Ausdauer, Konzentration und die Überzeugung von der Wirksamkeit der Entspannung sind die Vorausetzung für den Erfolg.

Grundposition

Vergewissere dich vor Übungsbeginn, ob die Positionen (sitzend oder liegend) bequem sind und du dich wohl fühlst. Bereite dich darauf vor, dass du jetzt mit der Entspannung beginnst. Schließe für einige Minuten die Augen oder fixiere einen Punkt. Atme einige Male tief ein und tief aus und konzentriere dich vollkommen auf dich und die Übung.

Was ist bei der Übung zu beachten?

1. Anspannen und Entspannen

Die Muskeln werden angespannt und nach entstandener Spannung wieder mit dem Ausatmen gelockert. Das Anspannen sollte ca. 5-10 Sekunden nicht überschreiten, um die Muskeln nicht zu verkrampfen. Beim Anspannen normal weiter atmen, Atem nicht anhalten.

Mit dem Ausatmen die Spannung lösen und entspannen. Nach dem Lockern einer Muskelgruppe ca. 45-60 Sekunden pausieren, um die Entspannung wirken zu lassen.

2. Auf Empfindungen achten

Der Vorteil der Technik liegt darin, dass man durch den Kontrast die mit Anspannung und Entspannung verbundenen Empfindungen leichter erkennen und unterscheiden kann.

3. Richtig atmen
Beim Ausatmen atme normal weiter. Beim Lösen der Anspannung atme tief aus. Ansonsten beobachte und kontrolliere die Atmung nicht weiter.

4. Konzentration
Beunruhige dich nicht, wenn sich deine Aufmerksamkeit durch Geräusche, andere Körperempfindungen wie Magenknurren oder abschweifenden Gedanken störend anfühlen. Das ist normal. Denke nicht weiter darüber nach, setze die Übung fort.

5. Beenden der Entspannung
Bei der Entspannung aller Muskelgruppen genieße den Entspannungszustand noch einige Minuten. Sage dir, dass die Entspannung beendet werden soll. Lass dir dabei Zeit.

Rücknahme
Die Rücknahme erfolgt wie beim AT.

Nach Jacobson umfassen die Übungen 30 Muskelgruppen. Im Laufe der Jahre haben sich kürzere Übungen mit grundlegend gleicher Wirkung etabliert.

Es gibt vier verschiedene Grundformen. PMR mit 16, 7 und 4 Muskelgruppen und die Vergegenwärtigung. Bei der Vergegenwärtigung handelt es um eine gedankliche Vorstellung von Anspannung und Entspannung.

Eine Einsteigerübung für PMR gibt es nicht.

Übungsablauf mit vier Muskelgruppen
Die Übung mit vier Muskelgruppen ist leicht erlernbar und in den Alltag integrierbar.

Du kannst die vier Muskelgruppen auch einzeln anwenden, ob zuhause, auf der Arbeit, beim Arzt, in den öffentlichen Verkehrsmitteln etc.

Beide Arme

Balle beide Hände zu Fäusten, bis du die Muskeln spürst. Winkle die Ellenbogen an und spanne den Bizeps an. (Alternativ: spanne den Trizeps an).

Halte die Anspannung 5-10 Sekunden. Mit dem Ausatmen löse die Spannung. Öffne die Faust.

Entspanne Hände und Arme ca. 45-60 Sekunden.

Gesicht (Stirn, mittlere und untere Gesichtspartie)

Ziehe deine Augenbrauen hoch (Alternativ: runzle die Stirn).

Kneife die Augen fest zu, rümpfe die Nase, presse Zähne und Lippen zusammen und ziehe die Mundwinkel nach unten.

Halte die Anspannung 5-10 Sekunden. Mit dem Ausatmen wird die Spannung gelöst. Augen, Nase, Zähne, Lippen und Mundwinkel werden wieder in Normalstellung gebracht. Es folgt eine Entspannung von ca. 45-60 Sekunden.

Rumpf

Nackenmuskulatur – ziehe dein Kinn zur Brust.

Rumpf

- Schultern nach oben ziehen,
- Schulterblätter hinterm Rücken zusammendrücken,
- Bauchmuskeln anspannen (Alternativ: Bauch einziehen oder rausstrecken).

Halte die Anspannung in der Nackenmuskulatur und im Rumpf 5-10 Sekunden. Löse die Anspannung mit dem Ausatmen, bring Kinn, Schultern und Bauchmuskeln in Normalstellung und entspanne ca. 45-60 Sekunden.

Beide Beine

Hebe beide Beine an oder strecke sie durch. Richte die Zehenspitzen auf (alternativ: im Sitzen – Ferse anheben). Spanne Unterschenkel, Oberschenkel und Gesäßmuskeln an.

Halte die Anspannung 5-10 Sekunden.

Bringe Beine, Zehenspitzen, Unter- und Oberschenkel und Gesäßmuskeln in Normalstellung und entspanne ca. 45-60 Sekunden.

Um die An- und Entspannung noch etwas nachzuspüren, ist ein kurzes Verweilen in der Übungsposition angebracht.

Die Übung mit vier Muskelgruppen ist leicht erlernbar und in den Alltag integrierbar.

Falls du keine Zeit hast, einen PMR-Kurs zu besuchen, dann empfehle ich dir mein Buch ***Besser leben mit Stress – Wege zur Entspannung***. Darin findest du eine kurze Anleitung, um PMR leicht und schnell zu erlernen.

Progressive Muskelentspannung (PMR) mit Schulkindern

Vor der Übung sollten einige Voraussetzungen den eigenen Bedürfnissen und Möglichkeiten deines Kindes angepasst werden. Siehe Beschreibung analog dem AT.

Vorrangig sollten die Übungen im Sitzen erfolgen. Dabei sind die Füße fest auf dem Boden (nicht herumschaukeln). Die Kniegelenke sind leicht abgewinkelt und die Arme liegen auf den Oberschenkeln. Die Übungen können auch im Liegen erfolgen. Die Augen sind bei den Übungen offen.

Bei PMR-Übungen können die Anleitungen zum Anspannen und Entspannen auch in Entspannungsgeschichten eingebunden werden.

Beispiel für eine Anleitung zur Muskelentspannung für beide Hände und beide Beine

Die Anspannung mindestens 3 bis 7 Sekunden halten. Bei 7 Sekunden Anspannung mindestens 20 bis 30 Sekunden entspannen.

Setze oder lege dich bequem hin. Achte darauf, dass dich nichts stört. Atme tief ein und tief aus. Sage dir leise oder in Gedanken: „Ich bin ganz ruhig und entspannt."

Beide Hände

Balle beide Hände zu Fäusten, drück in Gedanken zwei Hälften einer Zitrone mit allen Kräften aus. Wenn das Drücken weh tut, dann drücke nicht so fest.

Achte auf die Spannung in deinen Händen und Fingern. Sie geht bis zu den Ellenbogen.

Halte die Anspannung mindestens drei Sekunden und entspanne die Hand wieder. Lass sie locker und genieße die Entspannung deiner beiden Hände.

Beide Beine

Spann die Muskeln in deinen beiden Beinen an. Drücke deine Fersen fest (nicht zu fest, es soll nicht weh tun) auf die Unterlage und strecke deine Zehen in Richtung deiner Nasenspitze. Spüre die Anspannung in deinen Beinen.

Entspanne alle Muskeln und achte auf den Unterschied zur Anspannung. Du fühlst dich jetzt ruhig und entspannt. Genieße noch einen Moment das wunderbare Gefühl, entspannt zu sein.

Mit der PMR ist der erhöhte oder starke Spannungszustand von Muskeln bzw. Muskelgruppen regulierbar.

Die Übungen eignen sich besonders gut für Schulkinder zur Wahrnehmung ihrer muskulären Spannungs- und Entspannungszustände. Zudem verbessern sie die Konzentrationsfähigkeiten und die Gedächtnisleistung.

Die gesetzlichen Krankenkassen bezuschussen für Kinder das Autogene Training und die Progressive Muskelentspannung als Präventionsmaßnahme. Bevor du einen Kurs für dein Kind buchst, informiere dich bei deiner Krankenkasse.

Yoga und Lachyoga für Kinder

Yoga bezeichnet einen Begriff aus der klassischen Sprache der religiösen Schriften der Hindus. Es entstand vor ca. 5.000 Jahren in Indien im Tal des Indus. Wer Yoga regelmäßig praktiziert, spürt schon nach kurzer Zeit eine Entspannung von Körper und Geist. Die Atemübungen sind ein wesentlicher Bestandteil des Yogas. Es konnte wissenschaftlich nachgewiesen werden, dass Yoga nicht nur bei Erwachsenen positive Auswirkungen auf das gesundheitliche Wohlbefinden hat, sondern auch bei Kindern zahlreiche Vorteile bietet, sowohl körperlich als auch geistig.

Einige Studien konnten zeigen, dass Yoga bei Kindern zu verbesserter Aufmerksamkeit, besserem Schlaf und zu geringerem Stress führt. Yoga kann helfen, die Körperhaltung, Konzentration und Denkfähigkeit durch die Anwendung verschiedener Übungen zu verbessern. Yoga bietet soziale Vorteile. Die Kinder lernen das Zusammenarbeiten. Das fördert Respekt und Verständnis für andere.

Christine Hesse, Psychologische Yogatherapeutin, beschreibt Kinderyoga wie folgt:

„Im Grunde geht es darum, dass die Kinder sich selbst wahrnehmen, den eigenen Körper spüren und empfinden, was gerade an Gefühlen da ist. Manchmal brauchen die Kinder auch einfach Ruhe, eventuell auch Schlaf.

Die eigenen Sinne und die Wahrnehmung schärfen und sich selbst wie ein Held oder Heldin im eigenen Leben fühlen. Das Selbstbewusstsein wird gestärkt, wie auch die Selbst- und Nächstenliebe. Um Kinder so sein zu lassen, wie sie sind, darf Yoga mit Kindern eher spielerisch und mit viel Spaß gespickt sein. Das Ziel bleibt: Körper – Geist – Seele in Einklang zu bringen."

Lachyoga

Der indische Arzt Dr. Madan Kataria und Begründer der Lachyoga-Bewegung hat gesagt:

„Die Sonne fragt nicht nach dem Grund ihres Scheinens, Wasser fragt nicht nach dem Grund seines Fließens, ein Kind fragt nicht nach dem Grund seines Glücks, warum brauchen wir einen Grund zum Lachen?"

Christine Hesse zu Lachyoga:

„Das wichtigste Ziel ist es, mehr Lachen ins Leben zu bringen und so das körperliche und geistige Wohlbefinden zu fördern. Schmerzen werden reduziert, Herzschlag und Blutdruck sinken. Es macht glücklich und verändert die eigene Stimmung im positiven Sinne. Kinder lachen im Durchschnitt 300- bis 400-mal am Tag, Erwachsene nur 15-mal. Lachyoga braucht keine Witze oder Comedy. Ganz ohne Grund mittels verschiedenster Übungen wird das Lachen herbeigeführt. Ja, Lachyoga ist ein wahrer FunSPORT. Es werden über 200 Muskeln bewegt. Kinder lieben Übungen, die mit der Tierwelt in Verbindung gebracht werden. So können sie Laute von sich geben, was spaßig ist und gleichzeitig die Bauchatmung fokussiert.

Das bedeutet mentale und körperliche Entspannung, ähnlich wie beim Seufzen oder Gähnen."

Die gesetzlichen Krankenkassen bezuschussen für Kinder ab 6 Jahren zweimal im Jahr Yoga als Präventionsmaßnahme, wenn es von ausgebildeten Yogalehrern unter bestimmten Voraussetzungen durchgeführt wird. Bevor du einen Kurs für dein Kind buchst, informiere dich bei deiner Krankenkasse.

Die beschriebenen Bewältigungsstrategien vermitteln Kindern Ruhe und Ausgeglichenheit. Sie fühlen sich glücklicher und selbstbewusster. Die Atem- und Konzentrationsübungen sind leicht erlernbar und können jederzeit angewendet werden. Besonders hilfreich sind sie in der Schule.

Bei Anwendung in stressigen Situationen, wie beispielsweise anstehenden Leistungstests oder in der Auseinandersetzung mit Mitschülern verringern sie den Stresspegel deines Kindes.

Autogenes Training, Progressive Muskelentspannung und Yoga sind Verfahren, bei denen es lohnt, sich mit ihnen auseinanderzusetzen. Sie bewirken zahlreiche positive Effekte auf Gesundheit und Wohlbefinden deines Kindes.

Entspannungs- und Erholungstipps

Regelmäßige Entspannung und Erholung sind unter anderem fundamental für die gesunde Entwicklung eines Kindes. Sie geben ihnen die Möglichkeit, sich zu regenerieren, Stress abzubauen und Energie zu tanken.

Durch Entspannung und Erholung können Kinder ihre körperliche und geistige Gesundheit verbessern, ihre Konzentrationsfähigkeit steigern und ihre emotionale Stabilität stärken.

Insgesamt tragen Entspannung und Erholung dazu bei, dass Kinder glücklicher, ausgeglichener und widerstandsfähiger werden.

Entspannungsgeschichten und Fantasiereisen

Mit Entspannungsgeschichten und Fantasiereisen kommen Kinder zur Ruhe, bauen Stress ab und fördern ihre Vorstellungskraft. Durch das Zuhören tauchen sie in eine Welt ein, in der sie sich sicher und geborgen fühlen. Das kann ihnen helfen, Ängste und Sorgen loszulassen und ihre Fantasie zu entfalten.

Darüber hinaus können Entspannungsgeschichten und Fantasiereisen helfen, die Konzentrationsfähigkeit zu verbessern und die Kreativität zu fördern.

Kinder lernen, sich mit ihren Emotionen auseinanderzusetzen, ihre Gefühle zu regulieren, indem sie sich in die Charaktere und Situationen der Handlungen hineinversetzen. So können sie neue Perspektiven und Lösungsansätze für ihre eigenen Probleme entwickeln.

Entspannungsmusik

Entspannungsmusik bietet eine wunderbare Möglichkeit, um Kindern zu helfen, sich zu beruhigen, Stress abzubauen und zur Ruhe zu kommen.

Vorschläge für entspannende Musik, die speziell für Kinder geeignet ist:

- Naturklänge: Aufnahmen von sanften Naturgeräuschen, wie plätscherndes Wasser, Vogelgezwitscher oder Rauschen von Bäumen wirken beruhigend und entspannend.

- Beruhigend wirken unter anderem sanfte Instrumentalmusik, Klaviermusik, Flötenklänge und Gitarrenmelodien.

- Entspannende Lieder mit Texten, die Kinder ansprechen und beruhigen.

- Entspannungsmusik mit Tiergeräuschen, wie Vogelgesang etc.

Es ist wichtig, dass Musik für Kinder altersgerecht ist. Achte darauf, dass die Lautstärke angemessen ist, um empfindliche Ohren von Kindern nicht zu überlasten.

Entspannungsspiele

Entspannungsspiele bezeichnen vielfältige Spielformen. Sie eignen sich zum Abbau des Spannungspotentials und bringen Ruhe und Ausgeglichenheit in das Spielgeschehen.

Auf ein Spiel möchte ich besonders hinweisen:

Bauen mit Ankersteinen

Ankerbausteine begeistern die Menschen seit 140 Jahren. Sie sind einzigartig durch ihre Formenvielfalt und faszinieren klein und groß. Sie sind ein Spielzeug, das Fantasie und Kreativität fördert. Durch die Möglichkeit, dass die Bausteine immer wieder neu bespielt werden können, wecken sie Lust auf Architektur. Ankerbausteine sind ein erstklassiges Spielzeug.

Berühmte Ankerfreunde waren unter anderen:

Albert Einstein (Physiker und Nobelpreisträger, 1879-1955)

Die beim Spielen mit den Ankerbausteinen stattfindenden Prozesse – Staunen, Erforschen und Kombinieren – waren für Einstein gleichzusetzen mit frischem, produktivem Denken.

Fantasie ist wichtiger als Wissen, denn Wissen ist begrenzt.

Walter Gropius (Architekt und Bauhausbegründer, 1883-1969)

Er entdeckte schon früh die Lust am Gestalten, blieb den Ankersteinen treu und integrierte sie in seinen Bauhausunterricht.

Bunt ist meine Lieblingsfarbe.

Nähere Infos findet du unter https://anker-bausteine.de/

Ruhesituationen

Ruhesituationen sind für Kinder weitere Möglichkeiten, sich zu entspannen, Stress abzubauen und zur Ruhe zu kommen.

Hierzu zwei Beispiele:

1. Vorlese- und Erzählzeit

Kinder können sich entspannen, indem sie einer ruhigen Geschichte lauschen, die sie in eine Fantasiewelt führt.

Ebenso spannend sind Geschichten, die von Mutter oder Vater erzählt werden. Vorlesen und Erzählen spielen für die Entwicklung von Sprache und Sprechen eine wesentliche Rolle.

Es werden neben Wortschatz und sprachlichen Strukturen auch Wissen, Fantasie und Empathie erworben. Vorlesen ist langfristig bedeutsam für die Lesemotivation und das Leseverhalten.

2. Mit Mandalas zur Ruhe finden

Mandala ist ein kreisförmiges Gebilde mit einem Zentrum.

Mandala stammt aus der altindischen Kultursprache, dem Sanskrit, und bedeutet in der Übersetzung „Kreis".

Die Beschäftigung mit der Kreisform bringt Kindern und Erwachsenen Ruhe, Konzentration und Entspannung.

Dabei lösen sich Verspannungen und emotionale Überhitzung.

Es gibt zahlreiche Anregungen und praktische Übungen, wie man mit Kindern Mandalas gestalten kann. Für dein Kind passende Angebote findest du überall, wo es Bücher gibt.

Alltagsrituale
Rituale sind Handlungen, die immer nach den gleichen Regeln ablaufen. Sie haben fast immer eine besondere Bedeutung und sind wichtig für die Struktur im Tagesablauf. Kinder sollten früh mit Ritualen vertraut gemacht werden. Das sorgt für mehr Ruhe und Ausgeglichenheit bei der Bewältigung der Alltagaufgaben.

Beispiele:

- Weckrituale
- Wasch- und Körperpflegerituale morgens und abends
- Rituale zu den Malzeiten
- Wochenendrituale
- Gemeinschaftsrituale etc.

Entspannungsgeschichten, Entspannungsmusik, Entspannungsspiele, Ruhesituationen und Alltagsrituale sind weitere Möglichkeiten, Stress abzubauen und die Konzentration zu steigern.

Durch regelmäßige Anwendung können sie dazu beitragen, die psychische Gesundheit und das Wohlbefinden der Schulkinder zu fördern. Sie sind sehr hilfreich bei der Vorbereitung auf Prüfungen und andere stressigen Situationen. Darüber hinaus können sie dazu beitragen, die soziale Interaktion und das Gruppengefühl zu stärken.

Fazit

Schulkinder haben Stress. Darüber sind sich die Experten einig.

Sie sind den verschiedensten Stresssituationen und Stressfaktoren ausgesetzt. Sie reichen von schulischen Anforderungen über soziale Interaktionen bis hin zu familiären Problemen.

Nimm den Stress bei deinem Kind ernst, achte sensibel darauf und finde Wege, um sie bei der Vorbeugung und Bewältigung zu unterstützen.

Hierzu sind im Buch Methoden, Strategien, Übungen und Tipps ausführlich beschrieben. Sie können dir helfen, deinem Kind Ruhe zu vermitteln und Gesundheit und Wohlbefinden zu fördern.

Vergiss nicht, auch auf deine eigene Gesundheit zu achten. Mütter und Väter haben hohe Ansprüche an sich selbst. Nicht zu unterschätzen sind die Ansprüche, die von Familie, Verwandten, Bekannten und der Gesellschaft hinzukommen.

Lass dir nicht reinreden. Du weißt am besten, was dein Kind braucht.

Immer für dein Kind entspannt zu sein, ist nicht leicht. Hierzu einige Tipps, mit denen dir gelingt, entspannter zu sein.

- Glaub an dich und eine Erziehungsarbeit.
- Vergleiche dich nicht mit anderen.

Es gilt der Grundsatz:

Andere Kinder, andere Bedürfnisse!

- Lass dir helfen. Hilfe von Eltern, Geschwistern, Freunden, Bekannten und Verwandten anzunehmen ist kein Zeichen für Schwäche oder Unfähigkeit, sein Leben zu organisieren.

- Verbringe Zeit mit deinem Kind. Es zählt die Qualität, nicht die Quantität.

- Vernachlässige nicht deine Bedürfnisse. Nur, wenn du dich wohlfühlst, kannst du für dein Kind da sein.

Ausführliche Informationen zur Vorbeugung, Umgang und Bewältigung von Stress für berufstätige Frauen, die mehrfach belastet sind durch Kinder, Job und Haushalt und sich oft am Limit ihres Kräftepotentials befinden,
für Frauen, die wissen möchten, wie sie dem Hamsterrad entkommen können und nach Möglichkeiten suchen, diese schnell und unkompliziert in den Alltag zu integrieren, um so ein entspannteres Leben zu führen:

Das alles erfährst du in meinem Buch

Besser leben mit Stress – Wege zur Entspannung

Mütter und Vater tragen eine große Verantwortung bei der Bildung, Entwicklung und Erziehung ihrer Kinder.

Erziehung ist ein gemeinsamer Prozess. Er integriert alle zum Haushalt gehörenden Personen.

Was sich ein Kind von seinen Bezugspersonen wünscht, kann man wie folgt nicht besser ausdrücken.

Wünsche eines Kindes an seine Eltern
(angelehnt an einen Newsletter der „International Study Group" aus dem Jahr 1963)

Achte auf meine Stärken und positiven Seiten!
Es gibt Dinge, die ich noch lernen will, aber ich kann schon viel!

Verwöhne mich nicht!
... aber sorge gut für mich, solange ich es noch nicht selber kann.

Ich weiß sehr wohl, dass ich nicht alles bekommen kann, wonach ich frage.

Ich will dich manchmal nur auf die Probe stellen und mir die Aufmerksamkeit und Zuwendung verschaffen, die ich brauche.

Lass mich selber Dinge ausprobieren!
... aber schütze mich vor Gefahren, die ich noch nicht einschätzen kann!

Ich muss auch peinliche und schmerzhafte Situationen erleben, um innerlich zu reifen.

Unterstütze mich bei Dingen, die ich gerne mache!
Dadurch wächst mein Selbstvertrauen. Und halte meine Experimente aus, denn sie sind für mich wichtig, um eigene Erfahrungen zu machen und Dinge zu begreifen.

Sei mir ein Vorbild!
An dir lerne ich, wie man mit Wut, Frust, Stress und Problemen umgeht, aber auch, wie man Freude und Zuneigung ausdrückt und mit anderen Menschen umgeht.

Gib mir Rückmeldung über mein Verhalten, wenn wir unter uns sind!
Ich werde deinen Worten mehr Beachtung schenken, wenn du mit mir unter vier Augen sprichst und mich nicht vor anderen blamierst.

Trau dich, deine Standpunkte zu vertreten!
Mir ist eine feste Haltung wichtig, weil ich mich dann sicher fühle.

Sei nicht fassungslos, wenn ich zu dir sage „Ich hasse dich!"
Ich hasse nicht dich, sondern die Macht, um meine Pläne zu durchkreuzen.

Sei geduldig mit mir und meckere und nörgele nicht zu viel!
Ansonsten schütze ich mich dadurch, dass ich mich taub stelle.

Sage mir, dass du mich lieb hast!
Damit vermittelst du mir die Sicherheit, dass ich immer zu dir kommen kann, auch wenn ich Dinge getan oder gesagt habe, für die ich mich schäme.

Mache nur Versprechungen, die du einhalten kannst und willst!
Wenn du dich nicht an deine Versprechungen hältst, fühle ich mich schrecklich im Stich gelassen.

Lass mich ausreden und höre mir zu, wenn ich eine Frage stelle!
Sonst wende ich mich an Andere, um dort meine Antworten zu bekommen.

Nimm meine Ängste ernst!
Sie sind erschreckend echt, aber du kannst mir helfen, wenn du versuchst, mir zuzuhören und meine Gefühle zu verstehen.

Wenn dir etwas leid tut, entschuldige dich auch bei mir!
Glaube nicht, ich nehme dich dann nicht mehr ernst – im Gegenteil, ehrliche Entschuldigungen verstärken bei mir das Gefühl von Zuneigung und Verständnis.

Versuche nicht so zu tun, als seiest du perfekt oder unfehlbar!
Das macht es mir schwer, meine Fehler zuzugeben und daraus zu lernen.

Sorge auch gut für dich und deine Bedürfnisse!
Ich spüre deine Stimmungen und wenn du dich ausgeglichen und gut fühlst, färbt deine Stimmung auf mich ab.

Ich wachse so schnell auf, wo ich gestern noch Hilfe brauchte, will ich heute schon alles alleine schaffen.
Jeder Tag, an dem du versuchst, mit meiner Entwicklung Schritt zu halten, ist wertvoll!

*****

Ich wünsche dir und deinem Kind (deinen Kindern)
viel Erfolg bei der Bewältigung
eurer persönlichen Probleme und Krisen!

Gabriele Vietze

Anhang

Literatur

Albrecht, Alexa: *Yoga und Schule. Das Praxisbuch.* 4. Aufl., Edition Forsbach, Bamberg 2024

Booth, Ralf: *Ich spanne meine Muskeln an, damit ich mich entspannen kann.* Books on Demand, Norderstedt 2006

Bowlby, John: *Bindung als sichere Basis. Grundlagen und Anwendung der Bindungstheorie.* 5. Aufl., Ernst Reinhardt Verlag, München 2011

Brosche, Heidemarie: *Hätte ich netter schimpfen sollen?* mvg Verlag, München 2020

Elrod, Hal; McCarthy, Mike & Lindsay; Corder, Honorée: *Miracle Morning für Eltern & Familien. Die Stunde, die dein Familienleben verändert.* Edition Forsbach, Bamberg 2021

Feldmann, Martina: *Träume mit mir. Autogenes Training und Traumreisen für Kinder von 6-12 Jahren.* Books on Demand, Norderstedt 2003

Göbel, Gundula: *Schrei nach Geborgenheit.* 2. Aufl., Gundula Göbel 2013

Haug-Schnabel, Gabriele; Bensel, Joachim: *Grundlagen der Entwicklungspsychologie. Die ersten 10 Lebensjahre.* 8. Aufl., Herder Verlag, Freiburg im Breisgau 2005

Hüther, Gerald; Krens, Inge: *Das Geheimnis der ersten neun Monate. Unsere frühesten Prägungen*. Beltz Verlag, Weinheim und Basel 2008

Jacobson, Edmund: *Entspannung als Therapie. Progressive Muskelrelaxation in Theorie und Praxis.* 10. Aufl., Klett-Cotta, Stuttgart 2021

Juul, Jesper: *Eltern Coaching. Gelassen erziehen*. Beltz Verlag, Weinheim und Basel 2011

Klemenz, Bodo: *Ressourcenorientierte Erziehung.* DGVT-Verlag, Tübingen 2007

Krowatschek, Dieter; Hengst, Uta: *Mit dem Zauberteppich unterwegs.* 3. Aufl., Borgmann MEDIA, Dortmund 2010

Köckenberger, Helmut; Gaiser, Gudrun: *Sei doch endlich still. Entspannungsspiele und -geschichten für Kinder.* 7. Aufl., Borgmann publishing, Dortmund 2009

MacGonigal, Kelly: *Glückfaktor Stress. Warum Stress erfolgreich und gesund macht.* Trias Verlag, Stuttgart 2018

Moll, Gunther; Dawirs, Ralph; Niescken, Svenja: *„Hallo hier spricht mein Gehirn". Eine Entdeckungsreis von der Zeugung bis zum Schulanfang*. Beltz Verlag, Weinheim und Basel 2006

Nestor, James: *Breath-Atem. Neues Wissen über die vergessene Kunst des Atmens. Über das richtige Atmen und Atemtechniken.* Piper Verlag, München 2021

Petermann, Ulrike: *Entspannungstechniken für Kinder und Jugendliche. Ein Praxisbuch.* 5. veränd. Aufl., Beltz Verlag, Weinheim und Basel 2007

Rogge, Jan-Uwe; Bartram, Angelika: *Wie Sie reden, damit Ihr Kind zuhört und wie Sie zuhören, damit Ihr Kind redet.* Gräfe und Unzer Verlag, München 2011

Salbert, Ursula: *Ganzheitliche Entspannungsspiele für Kinder.* 2. Aufl., Herder Verlag, Freiburg im Breisgau 1996

Schad, Achim: *Kinder brauchen mehr als Liebe.* 4. Aufl., Carl-Auer Verlag, Heidelberg 2015

Seidel, Tina; Krapp, Andreas: *Pädagogische Psychologie.* Beltz Verlag, Weinheim und Basel 2014

Schirner, Markus: *Atemtechniken.* 20. Aufl., Schirner Verlag, Darmstadt 2020

Seyffert, Sabine: *Entspannte Kinder lernen besser.* Humboldt Verlag, Hannover 2011

Sillmann, Karina: *Tschüss Stress! 50 geniale Ideen zum Runterkommen und Entspannen.* Thienemann-Esslinger Verlag, Stuttgart 2022

Vaitl, Dieter; Petermann, Franz: *Handbuch der Entspannungsverfahren*, Bd. 1. Beltz-Verlag, Weinheim und Basel 2002

Vietze, Gabriele: *Besser leben mit Stress. Wege zur Entspannung.* Edition Forsbach, Bamberg 2023

Internetquellen

Kindergesundheitsbericht 2023. www.kindergesundheit.de/kindergesundheitsbericht/download/#Kindergesundheitsbericht%202022

Kinder haben auch Stress. aumio.de/familie-und-erziehung/so-entspannen-kinder-bei-stress

Eltern sehen erhöhtes Stresslevel bei Kindern. www.pharmazeutische-zeitung.de/eltern-sehen-erhoehtes-stress-level-bei-kindern-142567

Stressprävention für Grundschulkinder. stressbehandlung.info/stress-praevention-kinder

Schritte zur Stressprävention für Kinder und Erwachsenen. relax-kids.de/schritte-stresspraevention-fuer-kinder

Typische Stress-Symptome bei Kindern und Jugendlichen. www.tk.de/techniker/magazin/life-balance/familie/typische-stress-symptome-von-kindern-und-jugendlichen-2010032

Stress bei Kindern. www.familie.de/kleinkind/wenn-kinder-im-stress-sind

Schulstress und Prüfungsangst. www.bildungsserver.de/schulstress-und-pruefungsaengste-12547-de.html

Stress, lass nach. magazin.sofatutor.com/eltern/stress-lass-nach-8-tipps-gegen-gestresste-kinder

Schüler gegen Stress gezielt stärken. www.eltern.de/schulkind/grundschule/schulstress-abbauen.html

Lernlust statt Lernfrust. www.lernlustcoaching.com/hausaufgaben-ohne-stress-lernlust-statt-lernfrust

Wie ein schlechtes Zeugnis kein Problem wird. www.zdf.de/nachrichten/panorama/zeugnis-schueler-eltern-lehrer-sommerferien-100.html

Keine Angst vor dem Zeugnis. www.bz-berlin.de/berlin/schule-keine-angst-vor-dem-zeugnis

So lässt sich Lernmotivation fördern. www.easy-tutor.eu/journal/lernmotivation/#:~:text=Zum%20Ausgleich%20f%C3%BCr%20schulischen%20Unterricht,f%C3%B6rderlich%20f%C3%BCr%20die%20Lernmotivation%20sein

Familie heute: Wandel der Familienstrukturen und Folgen für die Erziehung. www.deutsche-digitale-bibliothek.de/item/FQ5FM-CZ4L7CHTY4BA4GJ6UWD4HN5EYY4

Verantwortung! Neue Vielfalt der Familienmodelle. www.boell.de/de/2022/03/02/verantwortung-neue-vielfalt-der-familienmodelle

Mutter, Vater, Kind: Was heißt Familie heute? www.bpb.de/shop/zeitschriften/apuz/252649/mutter-vater-kind-was-heisst-familie-heute-essay

Ernährung von Kindern und Jugendlichen. www.dge.de/gesunde-ernaehrung/gezielte-ernaehrung/ernaehrung-von-kindern-und-jugendlichen

Ernährungs-Bewegung-Stressregulation. shop.bzga.de/alle-kategorien/ernaehrung-bewegung-stressregulation

Schlaftipps für Grundschüler. www.elternleben.de/elternwissen/schulkind/entwicklung-und-foerderung/schlaf-tipps-fuer-grundschulkinder

Dein Schulkind kann nicht schlafen. www.netmoms.de/magazin/kinder/erziehung/wenn-dein-schulkind-nicht-einschlafen-kann

Stress lass nach – Entspannungsübungen für Kinder. www.familienleben.ch/gesundheit/schoen-fit/entspannungsuebungen-fuer-kinder-2245

Warum ist Entspannung für Kinder wichtig. magazin.sofatutor.com/eltern/entspannungsuebungen-fuer-kinder/#Entspannung

Tipps, wie dein Kind im Alltag zu mehr Ruhe kommt. mein-erziehungsratgeber.de/10-tipps-wie-dein-kind-im-alltag-mehr-zur-ruhe-kommt

Atmungsübungen für Kinder. magazin.sofatutor.com/eltern/entspannungsuebungen-fuer-kinder

Stille finden. www.herder.de/kizz/kindergesundheit/mit-kindern-zur-ruhe-kommen-stille-finden

Wege, wie Kinder zur Ruhe kommen. www.focus.de/familie/erziehung/faulenzen-will-gelernt-sein-10-tipps-fuer-die-richtige-entspannung_id_2715505.html

So können Eltern ihren Kindern den Schulstart erleichtern. www.bz-berlin.de/ratgeber/schule-startet-so-koennen-eltern-ihren-kindern-den-lernbeginn-erleichtern

Fantasiereisen und Entspannungsgeschichten. www.fantasiereisen-entspannungsgeschichten.de/fantasiereisen

Anhang A: Ernährungsprotokolle für eine Woche

Woche vom __________ bis ____________

Montag

Uhrzeit	Mahlzeit	Lebensmittel inkl. Obst & Gemüse	Getränke	Süßes, Snacks, Knabbereien
	Frühstück			
	1. Zwischenmahlzeit			
	Mittagessen			
	2. Zwischenmahlzeit			
	Abendessen			

Dienstag

Uhrzeit	Mahlzeit	Lebensmittel inkl. Obst & Gemüse	Getränke	Süßes, Snacks, Knabbereien
	Frühstück			
	1. Zwischenmahlzeit			
	Mittagessen			
	2. Zwischenmahlzeit			
	Abendessen			

Mittwoch

Uhrzeit	Mahlzeit	Lebensmittel inkl. Obst & Gemüse	Getränke	Süßes, Snacks, Knabbereien
	Frühstück			
	1. Zwischenmahlzeit			
	Mittagessen			
	2. Zwischenmahlzeit			
	Abendessen			

Donnerstag

Uhrzeit	Mahlzeit	Lebensmittel inkl. Obst & Gemüse	Getränke	Süßes, Snacks, Knabbereien
	Frühstück			
	1. Zwischenmahlzeit			
	Mittagessen			
	2. Zwischenmahlzeit			
	Abendessen			

Freitag

Uhr-zeit	Mahlzeit	Lebensmittel inkl. Obst & Gemüse	Getränke	Süßes, Snacks, Knabbereien
	Frühstück			
	1. Zwischen-mahlzeit			
	Mittagessen			
	2. Zwischen-mahlzeit			
	Abendessen			

Samstag

Uhrzeit	Mahlzeit	Lebensmittel inkl. Obst & Gemüse	Getränke	Süßes, Snacks, Knabbereien
	Frühstück			
	1. Zwischenmahlzeit			
	Mittagessen			
	2. Zwischenmahlzeit			
	Abendessen			

Sonntag

Uhr- zeit	Mahlzeit	Lebensmittel inkl. Obst & Gemüse	Getränke	Süßes, Snacks, Knabbereien
	Frühstück			
	1. Zwischen- mahlzeit			
	Mittagessen			
	2. Zwischen- mahlzeit			
	Abendessen			

Wie zufrieden warst du mit der Ernährung deines Kindes?

Was möchtest du verbessern?

Anhang B: Bewegungsprotokoll für eine Woche

Woche vom __________bis ____________

Tag	Dauer	Bewegungsaktivitäten
Montag		
Dienstag		
Mittwoch		
Donnerstag		
Freitag		
Samstag		
Sonntag		

Wie zufrieden warst du mit den Bewegungsaktivitäten deines Kindes?

Was möchtest du verbessern?

Danksagung

Ein herzliches Dankeschön gebührt meiner Verlegerin Frau Dr. Beate Forsbach. Sie hat es ermöglicht, dieses Buch in ihrem Verlag, wie schon mein erstes Buch „Besser leben mit Stress – Wege zur Entspannung“ zu veröffentlichen.

Mit ihren wertvollen Anregungen, Hinweisen und Ratschlägen stand sie mir während des gesamten Schreibprozesses mit Rat und Tat zur Seite und vermittelte mir ein sehr gutes Gefühl, dieses Projekt zu vollenden.

Meinem Mann danke ich für seine Unterstützung, sein Verständnis und den langen Verzicht auf gemeinsame Aktivitäten während des Schreibens.

Danke auch an meine Freunde und Bekannten, die von meinem Buchprojekt überzeugt waren und mich immer wieder dazu animierten, es endlich umzusetzen.

Stress bei Schulkindern ist kein „Modethema“, es ist allgegenwärtig.

Ich würde mich freuen, wenn die Leser das auch so sehen und mein Buch weiterempfehlen.

Zur Autorin

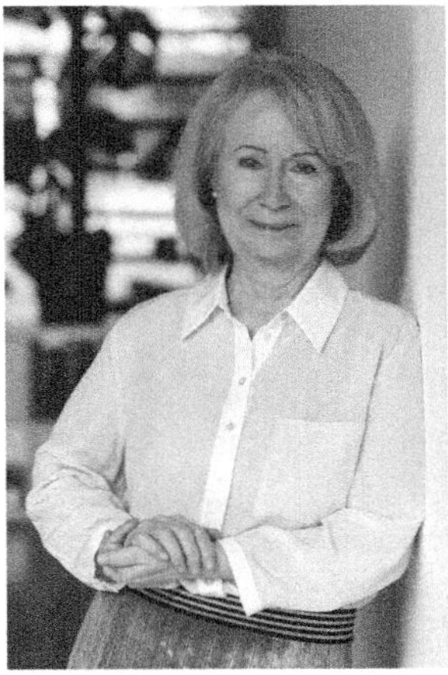

Gabriele Vietze, ist Diplom-Lehrerin und Diplom-Psychologin.

In den letzten Jahrzehnten war sie hauptsächlich auf dem Gebiet der Gesundheitsförderung als Dozentin an verschiedenen Institutionen und Bildungseinrichtungen tätig.

Zu ihren beruflichen Schwerpunkten zählen unter anderem Stressprävention, Stressbewältigung, Entspannung für Kinder, Jugendliche und Erwachsene.

Als Seminarleiterin für Stressbewältigung, Kursleiterin für Autogenes Training, Progressive Muskelentspannung und Entspannungstrainerin für Kinder und Jugendliche verfügt sie über umfangreiche und langjährige Erfahrungen aus der Praxis, die sie in Büchern weitergeben möchte.

Homepage: www.gesundheitundwohlbefinden.de